ÄRZTE-BRIEFE

AUS VIER JAHRHUNDERTEN

HERAUSGEGEBEN VON

DR. MED. ERICH EBSTEIN
LEIPZIG

MIT BILDERN
UND SCHRIFTPROBEN

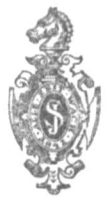

BERLIN
VERLAG VON JULIUS SPRINGER
1920

ALLE RECHTE VORBEHALTEN

ISBN-13: 978-3-642-89637-8   e-ISBN-13: 978-3-642-91494-2
DOI: 10.1007/978-3-642-91494-2

Softcover reprint of the hardcover 1st edition 1920

DEM ANDENKEN MEINES VATERS
GEWIDMET

Vorwort.

Das Sammeln von Ärztebriefen ist fast ausschließlich das Gebiet von Autogrammensammlern, denen oft mehr daran liegt, einen Brief in eigener Schrift zu besitzen, als es ihnen auf den Inhalt selbst ankommt. Indes hat es auch nicht an solchen Sammlern gefehlt, die in dem Briefwechsel der Ärzte das geistige Austauschmittel vergangener Zeiten aufbewahren wollten. So werden z. B. aus der Blütenlese von Briefen, die Placzek vor kurzem (Med. Klinik 1915/16) ,,aus seiner medizinischen Autographenmappe" dargeboten hat, ,,die Persönlichkeiten und ihre Leistungen von neuem lebendig" und ,,treten uns auch menschlich näher".

Im großen Maßstab hat Prof. Dr. Ludwig Darmstaedter eine umfassende Sammlung von Briefen der bedeutendsten, namentlich der bahnbrechenden Forscher zusammengebracht, von dem Gedanken ausgehend, ein historisches Bild der Entwicklung der Wissenschaften vom 16. Jahrhundert ab bis in die neueste Zeit zu geben. Diese Sammlung hat Darmstaedter mit Stiftungsakt vom 31. Dezember 1907 der Königlichen Bibliothek in Berlin zur Eröffnung ihres neuen Gebäudes geschenkt. Der 1909 erschienene Katalog dieser Sammlung (977 Seiten) enthält die Briefe von Entdeckern und Erfindern aus den Gebieten der Welt- und Kulturgeschichte, sowie der freien und exakten Naturwissenschaften. Die Sammlung zählt jetzt 50000 bis 60000 Stück und ein neuer Zettelkatalog ist in voller Arbeit, wie mir Herr Prof. Darmstaedter vor kurzem mitteilte. „Wie seine Autographensammlung entstand", hat er selbst lehrreich und anschaulich geschildert. (Die Woche, 1909, Nr. 23, S. 973—976.) Bei dem Kauf von Autogrammen legte Darmstaedter mit Recht „stets den Hauptwert darauf, Stücke zu erhalten, die sich durch ihren Inhalt auszeichneten", und er bevorzugte namentlich solche, die von einer Entdeckung des betreffenden Forschers handelten.

Auch ohne Goethes Urteil zu besitzen, daß Briefe unter die wichtigsten Denkmäler gehören, die der einzelne Mensch hinterlassen kann, hätte man sich wahrscheinlich mit der Sammlung von Briefen bedeutender Forscher und Gelehrten befaßt. Indes sind bei derartigen Sammlungen, wobei ich an die von Klaiber und Lyon, Die Meister des deutschen Briefes, 1901, denke, — wenn sie auch ihren Zweck erfüllt — die Ärzte kaum genannt oder jedenfalls überhaupt nicht zu Wort gekommen. Gerade bei derjenigen Gattung von Ärzten, die wenig an Werken hinterlassen haben, sind wir, um ihre Persönlichkeit festzuhalten, häufig nur auf ihre Briefe angewiesen; zu diesen gehört unter anderen der Berliner Kliniker Johann Lucas Schönlein, dessen Briefe zu sammeln ich seit Jahren mich bemühe. Bei einer anderen Gattung von Ärzten, die viel veröffentlicht haben, haben wir aber auch den Wunsch, sie von der rein menschlichen Seite kennen zu lernen[1]).

Daher habe ich in den folgenden Bogen zum erstenmal den Versuch gemacht, etwa fünfzig namhafte

---

[1]) Hierher gehört die treffliche Beobachtung Varnhagen von Enses (Tagebücher Bd. 12, 241), daß „die vielseitigsten, gemütvollsten, menschenfreundlichen Menschen" von jeher ergiebig, ja verschwenderisch im Briefschreiben waren, während „ganz einseitige und ganz egoistische Menschen" selten Briefschreiber sind, da sie „am liebsten mit ihrer eignen Person beschäftigt" sind.

Ärzte, von Paracelsus bis auf Paul Ehrlich, in ihren brieflichen Äußerungen zu uns reden und so wieder lebendig werden zu lassen. Manchmal kann ein kleiner Briefzettel charakteristischer sein als eine größere biographische Skizze.

Um eine gewisse Entwicklungslinie, die den Stil, den wissenschaftlichen Fortschritt usw. betrifft, aus dieser Briefauswahl, die vier Jahrhunderte umfaßt, erkennen zu lassen, lag es am nächsten, die Briefe, die teilweise gekürzt werden mußten, um das Wichtige zusammenzudrängen, nach den Geburtszeiten der Briefschreiber zu ordnen.

Daß eine solche Auswahl für den jeweiligen Briefschreiber nur eine subjektive sein kann, ist einleuchtend und auch beschränkt durch das vorliegende Material an Briefen. Es lag vorerst nahe, aus den zerstreut gedruckt vorliegenden Briefschätzen zu schöpfen und eine Verwertung von noch ungedrucktem Material für später zurückzustellen. Die Quellen, aus denen die gedruckten und ungedruckten Briefe stammen, habe ich in einem dem Bande angehängten Verzeichnis nachgewiesen.

Mögen die in ihren Briefen zu Wort kommenden Ärzte von sich selbst reden, oder mögen sie über ihre ärztliche Kunst im allgemeinen sprechen, ihre Gefühle und Gedanken bleiben immer persönlich, und es spricht aus ihnen der „unmittelbare Lebenshauch". Darum sagt Goethe einmal: „Briefe sind soviel wert, weil sie das Unmittelbare des Daseins aufbewahren." Aus der Gesamtheit dieser Persönlichkeitsäußerungen aber ergibt sich wie von selbst etwas, das man eine Ärztegeschichte in Briefen nennen könnte.

Es handelt sich dabei allerdings nicht um die Darstellung einer klaren Entwicklungslinie, sondern nur um eine Aneinanderreihung lebender Punkte.

Es wäre gewiß an der Zeit und reizvoll genug, die

VIII

Entwicklungsgeschichte des Ärztebriefes zu schreiben, zu der bisher nur wenig Ansätze vorliegen. Steinhausen hat die „Geschichte des deutschen Briefes" (Berlin 1889, 2 Teile) in kultureller Beziehung geschrieben und den deutschen Privatbriefen des Mittelalters (Berlin 1899 u. 1907) wertvolle Quellenstudien gewidmet. Jedoch ist der Brief des Arztes dabei kaum berücksichtigt worden[1]. Es ist hierbei zu bemerken, daß nach Steinhausen „die deutsche Ausdrucksweise dieser Zeit noch überaus konventionell ist und immer nur bedingte Rückschlüsse auf die Menschen selbst erlaubt". Dahin gehört z. B. wohl auch der ärztliche Brief des Dr. Johann Lasster aus dem Anfang des 16. Jahrhunderts, den K. Sudhoff vor kurzem veröffentlicht hat[2]; was der Kollege über den Harn des Kranken aussagt, hat er der Harnschau entnommen. Die gewisse Ähnlichkeit der ärztlichen Briefe des 16. Jahrhunderts in Form und Inhalt bestätigt z. B. auch H. Peters[3] auf Grund einer kleinen in Hannover vorhandenen Sammlung von Ärztebriefen.

Auch unter den deutschen Ärzten der ersten Hälfte des 16. Jahrhunderts gab es solche, die dem Brauch der italienischen Meister — Baglivi, Malpighi, Morgagni — folgten und wissenschaftliche Abhandlungen und Mitteilungen in Briefform kleideten. Von derartigen „Epistolae medicinales" des pfalzgräflichen Leibarztes Johannes Lange (1485—1565) hat uns V. Fossel[4]) Nachricht gegeben. Diese wissenschaftliche Behandlung von medizinischen Gegenständen in Briefform hat sich in der Folgezeit bis ins neun-

---

[1]) Vgl. Bd. 2, S. 93, Nr. 88.
[2]) Archiv f. Geschichte der Medizin. Bd. 8 (1915), S. 450f.
[3]) H. Peters, in Sudhoff-Festschrift Archiv f. d. Geschichte der Naturwissenschaften. Bd. 6, S 283—287.
[4]) Archiv f. Geschichte der Medizin, Bd. 7 (1914), S. 238—252.

zehnte Jahrhundert erhalten. So druckte — nur um ein Beispiel anzuführen — Johannes Müller zwei an ihn gerichtete Briefe von Schönlein in seinem Archiv ab, von denen der eine die Entdeckung des den Favus verursachenden Pilzes brachte. In unserem Jahrhundert hat mein Vater Wilhelm Ebstein gelegentlich des 70. Geburtstages von Franz König in seinem Büchlein „Vererbbare cellulare Stoffwechselkrankheiten" (Stuttgart 1902) die Briefform deshalb gewählt, um dem abzuhandelnden Stoff — als Geburtstagsgabe bestimmt — eine gefälligere Form zu geben.

Mag nun der ärztliche Brief mehr wissenschaftlichen Zwecken dienen oder mehr menschliche Seiten in des Arztes Forschertätigkeit enthüllen, wie in Billroths Briefen, so hat er stets das „Unmittelbare des Daseins", das er wiedergibt, für sich. Billroth „hatte das Bedürfnis, seine reiche Gedankenwelt in Briefen niederzulegen und sich dadurch über unbestimmte Vorstellungen und Empfindungen klar zu werden. Wes sein Herz voll war, das floß ihm in die Feder. Meine Feder ist verzogen, sie beherrscht mich mehr als ich sie!" schreibt Billroth einmal. „Sogar in derselben Stadt unterhielt er mit den Freunden eine fortlaufende Korrespondenz, und da bei Tag die Zeit dazu fehlte, schrieb er oft bis in die Nacht hinein. Vor jeder Mühe schützte ihn ein überaus leichter Stil. Nie verlegen um das Wort oder um ein seiner regen Phantasie entnommenes Bild gestaltete er die Gedanken natürlich und doch künstlerisch, ohne lange abzuwägen, stets frisch vom Fleck losschießend."[1]

Daher gilt auch von den Ärztebriefen, was Lothar Schmidt[2] über Briefe im allgemeinen sagt: „Es gibt keine beredtere Zeugnisse für Menschen, die gewesen

---

[1] G. Fischer, in: Briefe von Billroth, S. XI, 8. Aufl. 1910.
[2] L. Schmidt, Die Renaissance in Briefen usw. Bd. 1. Leipzig 1909, S. 3.

sind, als die Briefe, die von ihnen blieben. Der Brief ist nächst dem gesprochenen Worte und oft noch in höherem Maße als dieses der individuellste Ausdruck menschlichen Fühlens und Empfindens. Keine künstlerische Darstellung, kein wissenschaftliches Forschen läßt in ähnlicher Weise die ins Schattenreich der Toten eingegangenen Lieben wieder Fleisch und Blut werden und alles einst lebendige Drum und Dran von Ort und Zeit wieder auferstehen."

Leipzig, den 27. November 1918.

Erich Ebstein.

Verzeichnis der Briefe.[1)]

	Seite
Theophrast. Bombast von Hohenheim (1493 bis 1541)	
Andreas Vesalius (1514—1564)	2
Giovanni Battista Morgagni (1682—1771)	4
Giorgio Baglivi (1688—1707)	5
Matteo Realdo Colombo (1516[?]—1559[?])	7
Gabrielle Falloppia (1523—1562)	10
William Harvey (1578—1658)	11
Marcello Malpighi (1628—1694)	15
Gerhard van Swieten (1700—1772)	18
Carl von Linné (1707—1778)	21
Albrecht von Haller (1708—1777)	25
Leopold Auenbrugger (1722—1809)	27
Johann Georg Zimmermann (1728—1795)	30
Johann Peter Frank (1745—1821)	39
Marcus Herz (1747—1803)	40
Eduard Jenner (1749—1823)	43
Joh. Friedr. Blumenbach (1752—1840)	50
*Justus Christ. Loder (1753—1832)	51
Jean Nicolas Corvisart (1755—1821)	56
Philippe Pinel (1755—1826)	57
Franz Joseph Gall (1758—1828)	60
*Johann Christian Reil (1759—1813)	65
*Christoph Wilhelm Hufeland (1762—1836)	68
Karl Asmund Rudolphi (1762—1836)	73
Charles Bell (1774—1842)	76
Pierre Bretonneau (1778—1862)	79

[1)] Unter den mit * bezeichneten Briefen befinden sich bisher unbekannte und nicht veröffentlichte.

XII

	Seite
Franz Karl Naegele (1778—1851)	79
R. Theoph. Hyacinthe Laennec (1781—1826)	81
William Beaumont (1785—1853)	84
Joh. Evang. Purkinje (1787—1869)	87
Joh. Friedr. Dieffenbach (1792—1847)	89
*Johann Lucas Schoenlein (1793—1864)	97
Friedrich Wöhler (1801—1858)	108
*Johannes Müller (1801—1858)	110
Armand Trousseau (1801—1867)	124
Joseph Škoda (1805—1881)	126
Theodor Schwann (1810—1882)	127
Julius Robert Mayer (1814—1878)	132
Wilhelm Griesinger (1817—1868)	142
Ludwig Traube (1818—1876)	146
Ignaz Semmelweis (1818—1865)	148
Max von Pettenkofer (1818—1901)	150
Hermann von Helmholtz (1821—1894)	152
Rudolf Virchow (1821—1902)	155
Friedrich von Esmarch (1823—1908)	160
*Theodor Bilharz (1825—1862)	162
*Joseph Lord Lister (1827—1912)	165
Albrecht von Graefe (1828—1870)	168
*Theodor Billroth (1829—1894)	170
*Richard von Volkmann (1830—1889)	179
Ernst von Bergmann (1836—1907)	182
*Julius Cohnheim (1839—1884)	183
Robert Koch (1841—1910)	186
*Paul Ehrlich (1854—1915)	189

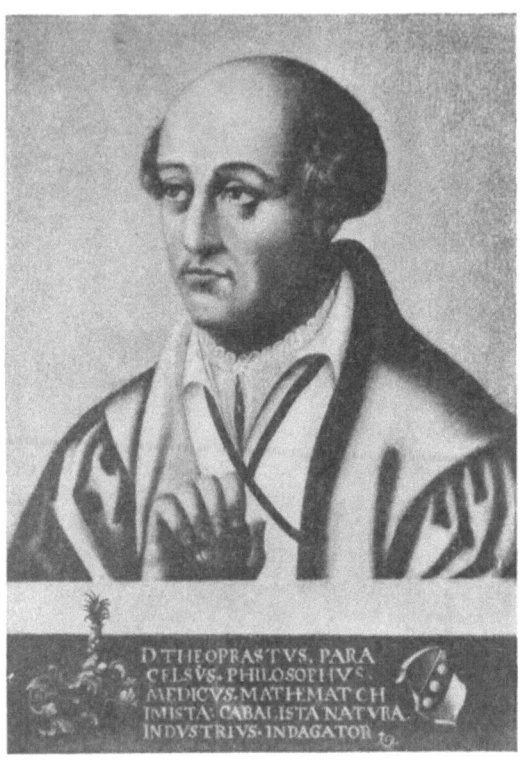

Theophrastus Bombast von Hohenheim
(Paracelsus).

Theophrastus Bombast von Hohenheim
(Paracelsus).

Geboren zu Ende 1493 bei Einsiedeln (Kanton Schwyz), gestorben den 24. September 1541 in Salzburg. — Als Sohn eines gelehrten Arztes geboren, der ihn anleitete, ging er dann auf Hochschulen Italiens, wurde Doktor von Ferrara und eignete sich das Wissen jener Zeit an. „Experimenta ac ratio" war sein Leitmotiv. In seinen Wanderjahren, die ihn über ganz Europa führten, sammelte er tausenderlei Erfahrungen und Erkenntnisse und Beobachtungen. Nach Hause zurückgekehrt, finden wir ihn bald wieder unterwegs; 1526 machte er sich in Straßburg ansässig, und 1527 wurde er Lehrer an der Universität Basel, wo er über Themen aus der inneren Medizin (Puls- und Harndiagnostik) und der Chirurgie las, bis er sich 1528 mit der Fakultät und dem Rat der Stadt Basel überwarf, so daß er seitdem wieder ein volles Jahrzehnt ein unruhig Wanderleben führt, bis er dann seelisch und körperlich gebrochen nach Salzburg zog, wo ihn der Tod ereilte. — Hat sich Paracelsus auch zeitweise von der Medizin abgewendet, so fühlt er sich doch immer wieder hingezogen zu der „bewerten, nothaften Kunst, allen Kranken nützlich und hilflich zu ihrer Gesundheit". Wenn Hippokrates sagte: „Denn wo Liebe zum Menschen vorhanden ist, da ist auch Liebe zur Kunst vorhanden", so kleidete das Paracelsus in die Worte: „Der höchste Grund der Arznei ist die Liebe." — Der folgende an Erasmus gerichtete Brief ist ein Gutachten über dessen Leiden († 1536), wobei Paracelsus an Gallensteine, Harnsteine usw. dachte, die er unter der Lehre vom Tartarus (Cremor tartari, Weinstein) zusammenfaßte:

Theologorum Patrono Eximio domino Erasmo Roterodamo undicunque doctissimo suo optimo.

Que mihi sagax musa et Alstoos tribuit medica, candide apud me clamant Similium Iudiciorum manifestus sum Auctor.

Regio epatis pharmacijs non indiget, nec alie due species indigent Laxatiuis, Medicamen est Magistrale Archanum potius ex re confortatiua, specifica et melleis abstersiuis id est consolidatiuis. In defectum epatis essentia est, et que de pinguedine renum medicamina regalia sunt perite laudis. Scio corpusculum Mesuaijcas tuum non posse sufferre colloquintidas, nec Aliquot [aliquod] turbidatum seu minimum de pharmaco Scio me Aptiorem et in Arte mea peritiorem, et scio que corpusculo tuo valeant in vitam longam, quietam et sanam, non indiges vac[u]ationibus.

Tertius morbus est vt apertius Loquar, que materia seu vlcerata putrefactio seu natum flegma vel Accidentale colligatum, vel si fex vrinae, vel tartarum vasis vel Mucillago de reliquijis e spermate, vel si humor nutriens viscosus vel bithuminosa pinguedo resoluta vel quicquid huiusmodi sit, quando de potentia salis (in quo coagulandi vis est) coagulabitur quemadmodum in silice, in berillo potius, similis est hec generatio, que non in te nata perspexi, sed quicquid Iudicaui de minera frusticulata Marmorea existente in renibus ipsis iudicium feci sub nomine rerum coagulatarum.

Si optime Erasme Mea Praxis specifica tue Excellentie placuerit Curo ego vt habeas et Medicum et Medicinam.

Vale
Theophrastus.

Andreas Vesalius

Geboren den 13. Dezember 1514 zu Brüssel, war Leibarzt Karls V., dann Philipps II., gestorben den 15. Oktober 1564. — Er ist der wahre Begründer der neueren Anatomie, er ist der erste, der den menschlichen Körper genau und umfassend gekannt hat. 1543 veröffentlichte er das entscheidende Werk „Corporis humani febrica". In dem folgenden Brief bedankt sich Vesalius bei Achilles P. Gasser für die Übermittelung des Sektionsberichtes. Vesal war der erste Arzt, der 1557 ein inneres Aneurysma beim Lebenden erkannte; deshalb schreibt er: gerne vernehme ich als gewiß, was wir nur vermutungsweise bei Versuchen erschließen können. Morgagni (de sedibus et causis morborum XL, 27) nennt Vesals Diagnose „eo tempore admirabilem, nunc facile imitabilem".

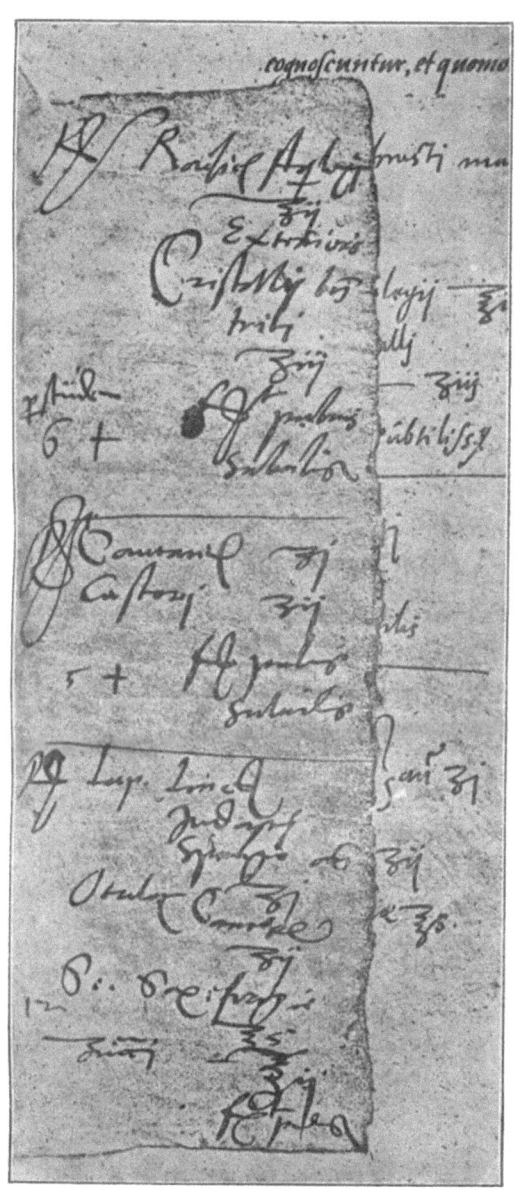

Paracelsus: Rezept.

An Gasser:

Una cum D. Bartholomaei Velseri literis, Tuas, doctissime et mihi amicissime D. Achilles, accepi, quibus defuncti D. Leonardi historiam describis sedulo a vobis sectione observatam, pro quas eas, quas possum, habeo gratias. Lubens namque certius agnosco, quae variis conjuncturis in aegris colligere cogimur. Mirum sane est, qua eiusmodi arteriae dilatatio sit frequens contenta in sanguine materia magis, quam alio quopiam modo differens. Quod namque lardo in Domino nostro comparas, ego vitreo oculorum humori admodum simile conspexi, interdum carnosum tantum reperi substantiam, quae superficie sua ventriculorum cordis internae superficiei respondet. Atrebatensis Episcopi soror similem affectum sub ventriculo in ventris anteriori sede ostendit, qui ita mobilis est, ut globum esse diceres nunc dextrorsum, nunc sinistrorsum actum, prout huic illive lateri incumbit, fuitque is affectus illi anni plurimis familiaris, imo ab ineunte aetate, scribit mater ipsius, sese affectus initium percepisse, modo ille pulsu sit diiudicandus. Si itaque nobis tam frequenter etiam in corpore latitans in vivis occurit, quoties in cerebro et thoracis cavitate et circa os sacrum consistere, et nos latere poterit? Dispeream, si non post visum mihi D. Leonardum, sex ad minimum occurerunt eiusmodi affectus, sed variis sedibus impliciti. Affectus mihi primum visus, ut etiam D. T. recensui, in thoracis cavitate erat circa iugulum, qui pectoris superiores costas ita figuraverat, ut costas et transversos vertebrarum processus in D. Leonardo sensim potius figuratas, quam carie aut putredine affectas scribis. D. Bruxellae 18. Julii 1557.

[And. Vesalius.]

Giovanni Battista Morgagni

Geboren am 25. Februar 1682 in Forli, Oberitalien (Romagna), gestorben am 6. Dezember 1771 zu Padua, gab 1761 in zwei Bänden heraus: „De sedibus et causis morborum per anatomen indagatis libri quinque". Durch dieses Werk, in dem er Sektionsbefunde musterhaft beschrieb und sie mit dem Verlauf der Krankheiten verglich, wurde er der Begründer der modernen pathologischen Anatomie. „Daraus erklärt sich," wie Rudolf Virchow sagt, „daß er einen so entscheidenden Einfluß auf die Methode der Krankenuntersuchung ausgeübt hat." (M. und der anatomische Gedanke. 1894. S. 17.) Der aus M.'s Geburtsort vom 19. Oktober 1711 an Prof. Vallesnieri gerichtete Brief — in Übertragung — zeigt, daß er neben seinen wissenschaftlichen Bestrebungen in seinen früheren Jahren auch recht alltägliche Neigungen gehabt hat.

Ich nehme an, daß Euer Hochwohlgeboren und deren ganzes hochgeehrtes Haus glücklich nach Padua zurückgekehrt ist, und ich schreibe Ihnen deshalb dorthin, indem ich mir die Freiheit nehme, Ihnen zweierlei Bemühungen zu verusachen. Die eine ist die, daß ich Sie bitte, an Herrn Zeno[1]) eine Kopie der Rolle und unseres Kalenders für das bevorstehende Studienjahr zukommen zu lassen; und die andere, daß ich Sie um eine Notiz anflehe, die von der ersten ganz verschieden ist. Ich beabsichtige, mich mit schwarzem Amoer von Florenz zu versehen und mir einen städtischen Anzug zu machen, um genau in der neuesten Mode von Padua aufzutreten. Und da solche Mode einen längeren oder kürzeren Mantel, als der unsrige ist, erheischen kann, und ebenso die Jacke und die Beinkleider, so kann ich nicht wissen, wieviel Amoer ich bedarf. Hier inliegend sind drei Fäden. Der längste ist das Maß für einen Mantel, der mir gerade unter die Wade der Beine ginge, der kürzeste ist das Maß der Hose, welche von der Hüfte mir bis zur Höhe des Knies gehen würde, und der dritte Faden ist das Maß für eine Jacke an meinem Rücken, aber lang nach

---

[1]) Hofpoet.

römischer Mode. Ich möchte nun, daß Euer Hochwohlgeboren dafür sorgte, daß ein erfahrener Schneider von all dem entnehme, wieviel Armlänge des besagten Amoer ich gebrauche (ich meine Florentiner Ärmel), um einen Mantel, Jacke und Hose nach dortiger neuster Mode anzufertigen. Sehen Sie, was für Umstände Ihnen bereitet werden; aber Ihre große Gefälligkeit einerseits und andererseits Ihr guter Wille für meine Angelegenheiten, lassen mich die große Freiheit nehmen . . .

Giorgio Baglivi

Geboren am 8. September 1688 in Ragusa, gestorben den 17. Juni 1707 in Rom. — B. studierte besonders in Neapel. Dann machte er wissenschaftliche Reisen an die anderen Universitäten Italiens; besonders in Padua und Bologna hielt er sich auf. Seit Ende April 1692 sehen wir ihn in Rom, von wo auch seine unten verdeutschten Briefe an den Gönner Antonio Magliabechi datiert sind. Mit 28 Jahren wird er dort Professor an der Sapienza, dem Archilyceum romanum. Im selben Jahr gab er sein Werk ,,De praxi medica" heraus, in dem sein Wahlspruch ,,ratio et observatio" zur Geltung kam, dem er das Experiment als Prüfstein beigesellte. Am höchsten gilt Baglivi der Arzt am Bette des Kranken, den er für das beste Lehrbuch der Medizin erklärt. Dementsprechend ist er auf eine rationelle Therapie bedacht. Sein früher Tod hat viele seiner Ideen nicht ausreifen lassen.

Rom, d. 23. August 1692.

Ich befinde mich in Rom bei dem Herrn Malpighi um mich in der Anatomie weiter zu vervollkommnen, und ich bin noch in betreff meiner Abreise nach Lecce oder auch nach den deutschen Universitäten unschlüssig, vermute aber, daß ich nach dem Wunsche meines Vaters einige Jahre in Rom verweilen werde . . .

Rom, d. 16. Dezember 1696.

Es ist eine gute Weile her, daß ich an Ew. Hochwohlgeboren geschrieben habe, und zwar um Sie nicht zu belästigen. Jetzt endlich kann ich Ihnen mitteilen, daß ich den Druck meiner praktischen und anatomischen Werke beendet habe und Ihnen gleichzeitig ein Exemplar des Werkes anbieten, in das ich unter anderem die Beschreibung der Krankheit und der Sektion des Herrn Malpighi habe einrücken wollen, zur Erinnerung an den mit ihm in Rom und Bologna gepflegten vertraulichen Verkehr. Ich benachrichtige Sie auch noch, daß ich den Lehrstuhl für Anatomie hier an der Universität zu Rom erhalten habe und zwar im öffentlichen Konkurs gegen schließlich 12 Mitbewerber . . .

Rom, d. 16. Februar 1697.

Einliegend übersende ich Ew. Hochwohlgeboren meine schwache Ansicht über das Elephantenskelett des Herrn Tentzel, ich würde ausführlicher gewesen sein, aber mit Beginn des Woche habe ich eine Menge Sektionen an der Sapienza zu machen, so daß ich kaum Zeit zum Atmen habe . . .

Rom, d. 3. Oktober 1698.

Nachdem die Royal Society zu England mich mit Zustimmung des Königs an Stelle des verstorbenen Herrn *Malpighi* als Mitglied aufgenommen, so teile ich dies Ew. Hochwohlgeboren pflichtgemäß sofort mit. Es ist mir nur peinlich, daß die geehrten Herrn mir eine Ehre erzeigt haben, welche so weit mein Verdienst übersteigt. Wenn Sie unserm gemeinschaftlichen Freunde *Schröck* schreiben, so bitte ich Sie recht dringend, ihn davon zu benachrichtigen und ihn in meinem Namen zu grüßen, wie auch, bitte, die andern Freunde in Italien, Deutschland usw. So wertlos mein Buch ist, so ist es doch schon in Lyon in Frankreich von *Anisson* neu aufgelegt worden und jetzt kommt auch eine neue Auflage in Amsterdam, und in

England übersetzen sie meine drei Dissertationen ins Englische. Und somit küsse ich Ew. Hochwohlgeboren ehrerbietigst die Hand . . .

Rom, d. 2. Februar 1704.

Die gelehrte Rede des Herrn *Ramazzini* habe ich erhalten und spreche Ew. Hochwohlgeboren meinen ergebensten Dank dafür aus und versichere Sie meiner ewigen Verpflichtung. Der Tod des Herrn *Bellini* betrübt mich aufs höchste. Gott erhalte mir Ew. Hochwohlgeboren noch tausend Jahre; ich küsse Ihnen ergebenst die Hand.

Heute erhielt ich, aber nicht durch die Post, ein Schreiben von Ew. Hochwohlgeboren, datiert vom 8. November, mit zwei Reden des Herrn Ramazzini. Ich danke Ew. Hochwohlgeboren unendlich und bitte Sie um die Ehre der Erwiderung durch Ihre Befehle. Meine sämtlichen Werke sind jetzt in Deutschland in deutscher Sprache neu aufgelegt worden und ein wenig früher in England in englischer Sprache; das möge Ihnen als literarischer Nachweis dienen.

Matteo Realdo Colombo

Aus Cremona (um 1516) gebürtig, war er 1542 nach Vesals Fortgang aus Padua dort Professor der Anatomie, ging später nach Pisa und Rom, wo er 1559 vor Vollendung des Hauptwerkes: „De re anatomica libri XV" starb. Dieses Werk entstand unter tätiger Mitwirkung Michelagniolo's (Michelangelo), wie der folgende übertragene Brief lehrt, der an den Herzog Cosimo I. von Florenz gerichtet ist.

Rom, am 17. April 1548.

Erlauchtester und Vortrefflichster Herr Herzog!

Immer habe ich mich nach allen meinen Kräften bemüht, etwas Angenehmes und Ehrenvolles zu vollbringen, um Euerer Exzellenz Absichten zu entsprechen. Und da ich mir gedacht habe, unter allgemeinem Beifalle aller derer, die die Struktur des menschlichen Körpers zu erkennen wünschen, vermittelst meiner Tätigkeit ihnen einen Dienst zu erweisen, so habe ich mich, seitdem ich in Euerer Exzellenz Diensten stehe, bemüht und bemühe mich auch noch weiter, ein Werk zu verfassen, das darüber die Wahrheit enthält, und das man beim Sezieren studieren kann: Sehe ich doch den Schaden, den man beim Studium Galens erleidet, welcher voller Fehler steckt, abgesehen davon, daß er langweilig ist, und ebenso beim Studium Vesals, der weitschweifig und nicht geringer Verbesserung bedarf, wie ich das ja mehrfach bei öffentlichen Demonstrationen gezeigt habe und mit Genehmigung Euerer Exzellenz noch offener darlegen will. In Anbetracht davon habe ich mich daher an Eure Exzellenz mit der Bitte gewandt, Sie wollten geruhen, mir einen Urlaub für einen (längeren) Aufenthalt in Rom zu gewähren, einmal weil mir das Glück (dort) den ersten Maler der Welt dargeboten hat, dessen ich mich dabei bedienen kann, und sodann wegen der Fülle von Leichen, die man fast unausgesetzt unter der Hand haben muß, um die Dinge richtig zu beobachten und somit das Material zu besitzen, allen alten wie modernen (Anatomen) entgegenzutreten. Euere Exzellenz hatten daher, in Anbetracht des Vorteiles, der daraus erwachsen muß, in gewohnter Güte mir einen reichlichen Urlaub für diese Reise (nach Rom) erteilt, wenn ich nur nicht verfehlte, zur Zeit der Sektionen mich in Pisa wieder einzufinden, um diese vorzunehmen, nach Maßnahme dessen wozu ich im Studio (oder in der Universität daselbst) gehalten bin. Und diese Verpflichtung habe ich, wie ich glaube, auch eingehalten und die Sektionen in gebührender Zeit vorgenommen; und nach ihrer Beendigung bin ich dann mit gnädiger

Erlaubnis Euerer Exzellenz und des Herrn Lelio¹) nach Rom zurückgekehrt, um dort Körper zu sezieren und eifrig mit Malern zu verkehren. Und seitdem ich recht viel (schon) gesehen. Und in diesem Sommer wollen wir an den Knochenbau gehen. Und mit alledem habe ich stets Euerer Exzellenz einen guten Dienst zu erweisen geglaubt, wie ja auch aus Dero Urlaubserteilung hervorgeht.

Nunmehr ist mir eine Mitteilung des Herrn Giordano Orsini²) zugegangen, der mich benachrichtigt, Euere Exzellenz seien über mich wegen meiner so langen Abwesenheit (von Pisa) mißgestimmt, worunter das Studio leide. Ich erwidere: Das Studio leidet durch mich in keiner Weise, denn ich habe für dieses getan, was ich in diesem Jahre zu tun verpflichtet war. Im übrigen sage ich, daß ich nicht ohne ausdrückliche Erlaubnis Euerer Exzellenz habe abreisen wollen (aus Rom). Und als ich sah, ich bereitete Ihnen kein geringes Vergnügen, kam ich mit meiner Familie letzten Oktober (1547); und vor meiner Abreise ließ ich noch vermittelst des Herrn Giordano Euerer Exzellenz in empfehlende Erinnerung bringen, daß, wenn ich (wieder) mit meiner Familie abreisen müßte, dieselben mir eine Unterstützung von 100 Dukaten zu gewähren geruhten, deren ich zu meiner Reise bedarf. Mir wurde die Antwort zu teil: Man wolle derartige Gepflogenheiten nicht im Studio einführen nämlich vor der Zeit zu zahlen; vielmehr möchte ich handeln, wie ich könnte; und wenn ich zu den Sektionen, (nach Pisa) zurückgekehrt wäre, würde ich auch befriedigt werden. Als ich daher erkannte, man wäre mit meinem Kommen einverstanden, stellte ich mich

---

¹) Lelio Torelli (1489—1547), ein berühmter Rechtsgelehrter, der zu den einflußreichsten Räten des Herzogs gehörte.
²) Gemeint ist Paolo, Herzog von Bracciano, Schwiegersohn des Herzogs Cosimo.

wieder ein und habe mich mit der Sache (der Anatomie) beschäftigt und beschäftige mich auch weiter mit ihr und versage nicht. Und deshalb bitte ich flehentlich[1]), Euere Exzellenz wollen mich mit diesem Werke fortfahren lassen und nicht die Ursache sein, daß ich zuerst meine Ehre und dann die recht beträchtlichen Ausgaben, die ich (bereits) dafür gemacht habe und noch weiter aufwende, verliere; und ich fühle mich in meinem Gewissen verpflichtet, ihm (dem Werke) ein Ende zu geben.

Und damit küsse ich untertänig und mit aller schuldigen Ehrerbietung Euerer Exzellenz die Hand und empfehle mich Ihnen.

Aus Rom am 17. April des Jahres 1548.

Euerer Erlauchtesten und Vortrefflichsten Herrlichkeit
Untertänigster Diener
Realdo Colombo, Anatomist von Pisa.

Gabrielle Falloppia[2])

Ein Schüler Vesals, aus Modena 1523 gebürtig, war Professor der Chirurgie und Anatomie in Ferrara. Er starb 1562 in Padua. In dem folgenden Brief berief ihn Cosimo nach Pisa, wo er Nachfolger Colombos wurde, wie aus dem übersetzten Brief an den Sekretär des Herzogs G. Fr. Lottini hervorgeht.

Mein ansehnlichster und stets hochzuverehrender Herr!

Während Herr Ferrante zusammen mit dem vortrefflichsten Herrn Herzog außerhalb von Ferrara war, antwortete ich auf einen Brief, den Euere Herrlichkeit ihm (Don Ferrante) geschrieben hatte, indem ich mich entschloß, in den Dienst eines so würdigen Fürsten zu treten, wie es Ihr und mein sehr erlauchter Herr ist, wiewohl ich (dazu) noch keine Erlaubnis gehabt und

---

1) eigentlich: kniefällig.
2) So die eigene Schreibweise F.'s. (Vgl. Corradi, Milano 1883.)

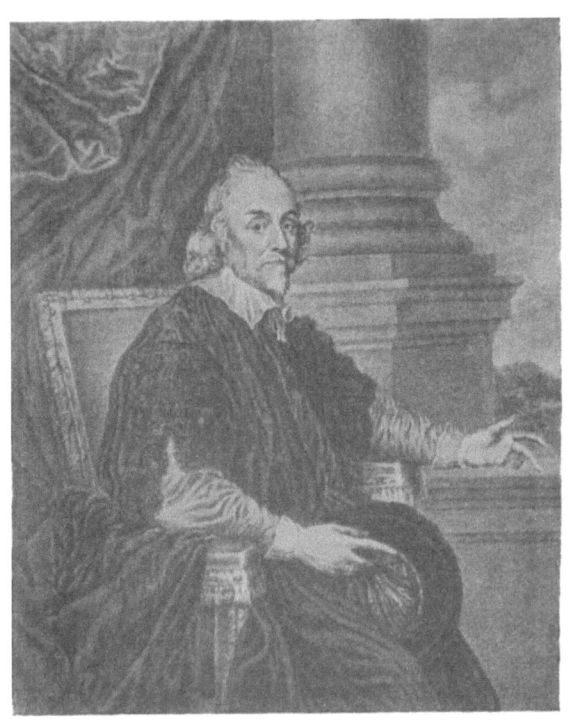

William Harvey.

noch weniger gefordert hatte. Nun, wo ich sie erhalten habe, gebe ich von neuem Nachricht (falls zufällig mein erstes Schreiben verloren gegangen sein sollte), wie ich unbedingt im nächsten Monate mich in Pisa im Dienste seiner Erlauchtesten Exzellenz unter den mir angebotenen Bedingungen einfinden werde. Und ich werde kommen, um, wie es meine Schuldigkeit ist, Euerer Herrlichkeit die Hand zu küssen; der ich mich als ganz ergebenen Diener anbiete und empfehle. Gott, Unser Herr, erhalte sie.
 Aus Ferrara am 6. September 1548.
  Euerer Herrlichkeit ganz ergebener Diener
       Gabriel Fallopi.

William Harvey

1578 in Folkestone geboren, wurde in Padua Fabricius ab Aquapendente sein einflußreicher Lehrer in der Anatomie. Harvey's Hauptwerke sind: Exercitatio anatomica de motu cordis et sanguinis in animalibus (Frankfurt 1628), durch das er der Entdecker des Blutkreislaufes, und: Exercitationes de generation animalium (1651), wodurch er der Begründer der Entwicklungsgeschichte wurde. — Der erste Brief stammt von Harveys Urlaubsreise nach Italien. In Treviso mußte er sich vom 9. Juli bis 16. August 1636 einer Quarantäne unterziehen. Der zweite Brief ist ein Jahr vor Harvey's Tod (1658 †) geschrieben.

DR. Harvey to Lord Feilding

1636. Aug. 3—13. Treviso. — My sweete lord, I came this morning to the gates of Treviso with great joy, and hoped this night to have had the happiness to have beene with you att Venise, butt I have receyved heare a very unjust affront, being stayed and commanded by this podesta to have gone into the Lazaretto, without any cause or suspition alledged. I took my first fede under the seale of Ratisbone, a place free, and now destined, as your Eccelency knoweth, for the meeting of the Emperor and all the rest of the princes, which yf it had not beene soe, they would not have com thither, it being infected or suspected. Since, in every place as I came, I caused my fede to be underwritten, so that there is no ground for them to say any suspition upon me. And att this sentence on me by the podesta (that I should goe to the Lazarett) I absolutely refused, and sayd and offered to shewe that I had the pass and recommendation of his Majesty the king of Great Brittain and of the Emperors Majesty and of my lord Embassador his Eccelency, and that I had to goe to princes and men of quality, and that my busynes required expedition, and desier'd they would not hinder me, butt, as my passes required, further me and that I mought not bring that suspition and infamy on me, besides my own security, to goe to such a place as Lazaretto, whear they use to putt infected persons, an that I shewed them sufficient fede[1]). Notwithstanding all this, heare I am to lye for ought I see in the open base[2]) feilds, God knows how long. The podesta refuseth to see or reade my passes, and I cannot cum att him to speake and use my reasons. I am afraid this lying in the feild will doe me hurt in my health. I beseech your Eccelency to lament hearof. It is unjust to proceed with any man thus without cause and otherwise then Venetians are used in Ingland or soe merrit to be used heare, and otherwise then is fitting for the respects ther shold be used to passes forenamed.

„I pray pardon this scribling on the grass in the feild, and procure with all expedition my freedom from this barbarous usadg. Your distressed frend and humble servant of your Eccellency.   Will. Harvey.

---

[1]) Fede = fede di sanità, ein Gesundheitszeugnis, das in jeder Stadt, die er auf der Durchreise berührte, abgestempelt sein mußte.
[2]) Base oder bare (?) nach Weir Mitchell a. a. O. S. 40.

William Harvey: Faksimile der Handschrift.

An Dr. J. Vlackveld, Arzt in Haarlem!

Learned Sir, — Your much esteemed letter reached me safely, in which you not only exhibit your kind consideration of me, but display a singular zeal in the cultivation of our art.

It ist even so. Nature is nowhere accustomed more openly to display her secret mysteries than in cases where she shows traces of her workings apart from the beaten path; nor is there any better way to advance the proper practice of medicine than to give our minds to the discovery of the usual law of nature, by careful investigation of cases of rarer forms of disease. For it has been found in almost all things, that what they contain of useful or of applicable, is hardly perceived unless we are deprived of them, or they become deranged in some way. The case of the plasterer to which you refer is indeed a curious one and might supply a text for a lengthened commentary by way of illustration. But it is in vain that you apply the spur to urge me, at my present age, not mature merely but declining, to gird myself for any new investigation; for I now consider myself entitled to my discharge from duty. It will, however, always be a pleasant sight to see distinguished men like yourself engaged in this honourable arena. Farewell, most learned sir, and whatever you do, still love

Yours, most respectfully,
William Harvey.

London, April 24, 1657.

Marcello Malpighi

In dem Erscheinungsjahr von Harveys Entdeckung des Blutkreislaufs (1628) geboren, zeigte er 1661 den Kapillarkreislauf zuerst in der Lunge und an dem Mesenterium des Frosches, und 1665 entdeckte er unter anderem die Blutkörperchen, die Lungenalveolen usw. Man kann ihn den **Begründer der miskroskopischen Anatomie** nennen. Er erlag am 29. November 1694 einem wiederholten apoplektischen Insult. Baglivi hat über seine Krankheit berichtet und den Sektionsbefund mitgeteilt.

Der folgende — übersetzte — Brief ist an Borelli gerichtet (Leidener Ausgabe 1687).

Bei den Sektionen, denen ich mich von Tag zu Tag mit steigendem Eifer hingab, habe ich mit in letzter Zeit ganz besonders mit dem Baue und der Funktion der Lungen beschäftigt, über die mir noch recht viel Unklarheit zu herrschen schien. Die Ergebnisse meiner Studien will ich Dir nun mitteilen, damit Du aus ihnen mit Deinem in anatomischen Dingen so geübten Blick das Richtige vom Falschen aussondern und so meine Entdeckungen wahrhaft nutzbar machen kannst ... Ich bin nun ganz entgegengesetzter Ansicht, denn durch eifrige Untersuchungen habe ich gefunden, daß die ganze Masse der Lungen die an den vom Herzen entspringenden Gefäßen hängt, aus sehr feinen und zarten Membranen besteht, und daß diese Membranen, die bald gespannt, bald gefaltet sind, sehr viele den Zellen eines Bienenstockes vergleichbare Bläschen bilden, deren Lage und Zusammenhang derart ist, daß die Bläschen sowohl untereinander wie mit der Trachea in direkter Verbindung stehen, und daß sie insgesamt in eine zusammenhängende Membran auslaufen. Am besten zeigt sich das bei Lungen, die einem lebenden Tiere entnommen sind; man kann da besonders am unteren Ende zahlreiche, durch Luft geschwellte, kleine Bläschen deutlich sehen, wie es auch bei einer mitten durchgeschnittenen und luftleer gemachten Lunge, wenn auch weniger deutlich, zu erkennen ist...

An der Oberfläche der Lungen ist bei auffallendem Lichte ein wunderbares Netz ausgespannt sichtbar, das mit den einzelnen Bläschen eng verbunden erscheint; dasselbe ist auch im Inneren an einer aufgeschnittenen Lunge, wenn auch weniger deutlich, zu beobachten ...

Gewöhnlich teilt man die Lungen nach ihrer Gestalt und Lage ein. Man unterscheidet zwei Hauptteile, zwischen denen sich das Mediastinum befindet, und jeder dieser Teile zerfällt bei den Menschen in zwei, bei den Tieren in mehrere Unterabteilungen. Ich selbst habe eine wunderbarere und kompliziertere Einteilung gefunden. Die Gesamtmasse der Lungen besteht aus sehr kleinen Läppchen, die von einer besonderen Membran umgeben, mit eigenen Gefäßen ausgestattet sind und von den Ausläufern der Trachea gebildet werden.

Um sich die einzelnen Läppchen sichtbar zu machen, muß man die halb aufgeblasene Lunge gegen das Licht halten, wobei die Zwischenräume deutlich hervortreten und, indem man von der Trachea aus Luft einbläst, die von einer besonderen Membran eingehüllten Läppchen mit kleinen Schnitten von den anhaftenden Gefäßen trennen. Durch eine sehr sorgfältige Präparation kann man auf diese Weise zum Ziele kommen ... Was die Funktion der Lungen anbetrifft, so weiß ich, daß vieles, was von den Alten als sicher angenommen wird, noch sehr zweifelhaft ist, so besonders die Blutabkühlung, die nach der hergebrachten Ansicht den Hauptzweck der Lungen bilden soll; es stützt sich das auf die Annahme einer vom Herzen aufsteigenden Wärme, die einen Ausweg suche. Ich halte es jedoch aus Gründen, die ich später anführen werde, für wahrscheinlich, daß die Lungen von der Natur dazu bestimmt sind, die Mischung der Blutmasse herbeizuführen. Was aber das Blut betrifft, so glaube ich nicht, daß es aus den vier gewöhnlich angenommenen Flüssigkeiten, den beiden Gallenstoffen, dem eigentlichen Blut und dem Speichel zu ammengesetzt ist, sondern ich bin der Ansicht, daß die ganze Masse, die ununterbrochen durch die Venen und Arterien fließt, und die aus kleinsten Teilchen besteht, nur aus zwei einander sehr ähnlichen Flüssigkeiten zusammengesetzt ist, einer weißlichen, die allgemein Serum genannt wird, und einer rötlichen . . .

Außer den bisher angeführten Funktionen der Lun- könnte ich noch die als sehr notwendig aufführen, daß nämlich die Lungen von der Natur zu einem Blutreservoir bestimmt sind, von dem aus fortwährend Blut zum Herzen fließt; von dort aus wird es dann durch den Herzschlag in den ganzen Körper getrieben und bringt so allen Teilchen Leben und Bewegung. Da dies jedoch schon von anderen geschildert ist, so will ich nur das eine kurz erwähnen, daß, wenn man bei noch lebenden Tieren nach Eröffnung des Brustkastens in die schon kollabierten Lungen eine Röhre einführt und Luft einbläst, der Herzschlag sich wieder erholt, auch wenn er schon fast ganz erloschen war dadurch, daß durch den Luftdruck Blut in den linken Ventrikel eindringt. Auch die Erfahrung am Krankenbett lehrt dasselbe. Denn bei einer Verstopfung der Lungengefäße tritt zuerst Unregelmäßigkeit des Pulses an den Ohren und dann der Tod ein. Die Lungen sind auch bei allen Lebewesen von solcher Wichtigkeit, daß die meisten Krankheiten entweder bei den Lungen beginnen oder bei ihnen endigen.

All diese Beobachtungen, die ich bei meinen anatomischen Studien gemacht habe, und ich hätte vieles noch weit sorgfältiger begründet, wenn es sich nicht dabei um die kleinsten und für das Auge kaum wahrnehmbaren Dinge handelte. Ich bitte Dich, mir Deine Freundschaft auch fernerhin zu bewahren. Möge Dir noch ein langes und glückliches Leben beschieden sein.

Gerhard van Swieten

Geboren den 7. Mai 1700 in Leiden, gestorben den 18. Juni 1772 in Schönbrunn bei Wien. — War einer der bedeutendsten Schüler von Boerhaave (1668—1738), zu dessen Aphorismen er Kommentarien herausgab. 1745 rief Maria Theresia v. S. nach Wien, wo er die medizinische Schule reformierte und den klinischen Unterricht verbesserte. Er berief unter anderen Anton de Haen (1704 bis 1776), der das Thermometer in die Krankenbeobachtung und die Sektion in die klinische Forschung einführte; an ihn ist folgender Brief gerichtet, der van Swieten als „friedliebenden, bescheidenen, von keiner Neigung eingenommenen Mann" zeigt, der „den Ruhm, den er sich erwarb, verachtete und von der Schwäche seiner Kunst ganz überzeugt war, auf den weder Freundschaft noch Feindschaft, nichts als Wahrheit und Gerechtigkeit Eindruck machte".

Van Swieten an Anton de Haen:

Monsieur!

Je vois dans vôtre écrit beaucoup d'aigreur contre Mr. Störk, que vous traitez assez cavalierement, & que j'estime beaucoup; & lequel ayant apprit de vous, ayant été deux ou trois ans chez vous comme assistant, a été examiné en votre presence & admis avec beaucoup de louange; vous me l'avez même recommandé bien fortement.

Les deux tomes d'observations ou *anni medici* lui ont fait beaucoup d'honneur; j'avoue sincerement, que j'ai profité de cette lecture; car je n'ai pas honte de profiter des lumieres d'un jeune medecin.

De plus, dans l'hopital qu'il a eû a soigner, les guerisons de plusieurs sortes de maladies ont été plus frequentes & plus heureuses qu'auparavant.

Il a écrit avec candeur sur la cigüe, & les cas, où je suis cité comme temoin oculaire, je les ai vûs.

Aucun raisonnement ne me prouvera, que je n'ai pas vû ce que j'ai vû. Si vous avez pû persuader cela au defunt Erndtel, à la bonne heure; mais je dois vous avertir sincerement qu'il m'a dit tout le contraire.

Au reste, à quoi bon tout ce fracas! si vous croyez avoir des raisons de condamner la Cigüe, laissez la; sie Vous croyez la pouvoir faire rentrer dans la classe des venins, faites le. Vous avez avertis Vos auditeurs; mais ils ont liberté d'aller voir autre part des bons effets de la Cigüe.

Il ne faut jamais maitriser les esprits; si la cigüe ne vaut rien, elle tombera sûrement, laissez les bons gens, que Vous nommez Cicutaires, guerir ceux qu'ils peuvent, & on Vous laissera pleine liberté de dire, que ces cures ne sont pas faites par ce reméde, le public ne croira ce qu'il veut.

J'avoue, que je suis ennemi de toute dispute, on m'a attaqué plus d'une fois, & j'ai laissé faire; je ne me soucie pas beaucoup de ce qu'il Vous plait nommer reputation. Je sens beaucoup d'indolence sur cet article & je m'en trouve bien. Ne vous mettez pas en harnois pour me defendre, si l'on dit du mal de moi, car je crois être trop paresseux pour le faire moi même, parceque je n'ai pas grande opinion de moi, & l'exercice journalier de mon art me confirme de plus en plus dans cette pensée.

Comme la cigüe n'est ni louée ni decriée par aucun Decrèt de l'Université, elle est totalement neutre, & ne souffrira pas par cette dispute; Vous pouvez avoir l'esprit en repos sur cet article. Même un grand nombre de Medecins des pays étrangeres disent du bien de la Cigüe; *Nubes testium adest*, qui jusqu'ici ne crient point contre, mais en sont contents.

Quoique je sois sensible à Votre zele pour me defendre, cependant je suis bien aise d'avoir totalement oublié l'histoire du Medecin Du Ry, que je crois dejà mort, & les noms de quelques faux amis, que vous dites m'avoir indiqués; je Vous prie même de ne m'en plus faire souvenir, car je pourrois avoir quelque ressentiment que je devrois vaincre après.

Quoique j'eusse la lettre d'exil entre les mains & que Hirneiss le sçut bien, il a continué à vomir par tout des injures contre moi, & je n'ai pas remüé. A Vos remontrances, ayant par Vos soins la preuve en mains, j'ai cedé, & apres 24 heures de deliberation j'ai cru devoir en parler à sa Majesté, qui m'a grondé d'avoir eu sept ans de patience. Vous ne devez pas croire que j'aye approuvé l'impertinence *de Crantz*, bien au contraire. Je faisois des informations (car je n'agis jamais sans bonnes preuves) & j'etois dejà bien avancé, tant par d'autres que par celles, que Vous m'aviez indiquées dans une lettre datée du 19. Mars 1761, qui finissoit: *En vous recommandant la pauvre Université de Vienne, & ma petite personne, je coupe tout court, & je n'en parlerai plus, ayant fait ce que j'ai pû & ce que j'ai dû.*

Crantz connoissant fort bien que l'orage se formoit, étoit mal à son aise. On vient me parler en sa faveur mais pour toute reponse, je dis que j'etois occupé à l'examen de cette affaire.

Mais je fus surpris quand on vint me dire que la premiere leçon donnée après paques (le 24 Mars) avoit été destinée contre *Crantz*. On m'en cita des passages; je ne voulus pas le croire, & cet homme choqué de mon incredulité m'apporta le Cayer écrit de votre propre main, ou je lus les passages &c. Ce Cayer circuloit par la ville, on le copioit, & l'on m'en donna une Copie.

Alors le meilleur pour Votre honneur même, étoit d'assoupir tout; Vous Vous étiez vengé par vous même, & je crois que *Crantz* etoit bienaise de l'avoir echappé si belle.

Je Vous prie de Vous souvenir, *quod inter amicos licet semper opinionibus dissentiri, animis nunquam.* Que Votre zele soit toujours prudent & sans amertume; alors Vous eviterez bien des chagrins, Vous gagnerez a tranquillité.

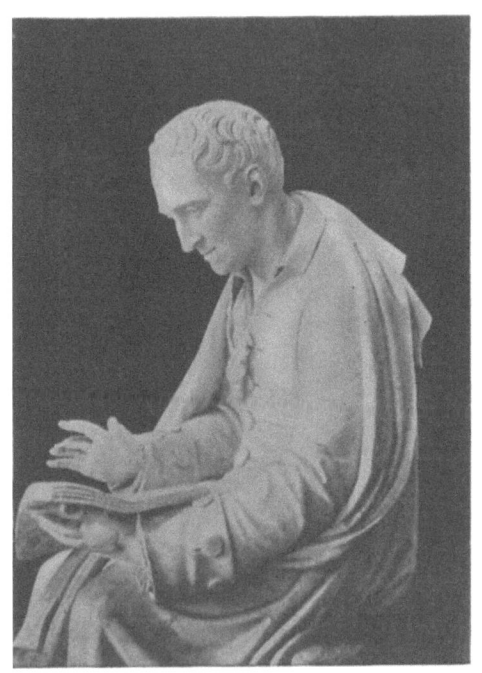

Carl von Linné.

En ami je Vous passe toutes les expressions dures qui me regardent Dans Vôtre longue lettre du 6. Septemb. & je suis encore ce que j'ai été toujours.
Hietzing, ce 10. Septembre 1761.
Totus Tuus

Carl von Linné

Geboren am 13. Mai 1707 in Södra Råshult bei Stenbrohult, gestorben den 10. Januar 1778 zu Upsala. Mit seinem Namen ist die Erinnerung an eine der wichtigsten Entwicklungsperioden der Naturforschung eng verknüpft. Sein Genie, seine Forschungen und seine Lehrtätigkeit haben ihn dazu geführt, gewisse allgemeine Grundsätze von großer Tragweite für die Entwicklung der Medizin aufzustellen. (Otto E. A. Hjelt hat Carl v. Linné [Jena 1909] als Arzt und medizinischen Schriftsteller gewürdigt.) Der folgende Brief ist an Linné's Zeitgenossen Albrecht von Haller gerichtet.

An A. von Haller:

... Was soll ich ... von Dir sagen, der Du Dich mir, dem Fremden so geneigt zeigst, mich berufst, ja sogar mir Würde und Amt eines Professors nebst botanischen Garten [in Göttingen] anbietest. Das ist fast mehr als ein Bruder dem Bruder, ein Vater dem einzigen Sohne bieten würde. Wenn ich auch behaupten darf, daß viele mich gern haben, so ist doch keiner mir so liebevoll entgegengekommen, wie Du. Meinen Dank in Worten entsprechend auszudrücken, ist mir unmöglich. Solange ich lebe, wird Dein Name mir heilig sein, und anderen nach mir. Als Sohn dem Vater gegenüber brauche ich nicht mehr Worte.

Es folgt hier für Dich eine Skizze meines Lebens bis auf den heutigen Tag. Im Jahre 1730 lehrte ich Botanik im botanischen Garten zu Upsala ... Im Jahre 1732 bereiste ich Lappland, zurückgekommen, tradierte ich Scheidekunst und Botanik durch ein Jahr, verließ dann Upsala, und trat mit Gottes Hilfe die Reise nach Dalekarien an. Zu Ende der Reise ging ich nach Fahlun, der Provinzialhauptstadt Dalekarliens zurück, lehrte Mineralogie, kümmerte mich nur wenig um ärztliche Praxis, und verblieb, von allen gern gesehen, über einen Monat. Es befand sich daselbst ein Arzt, der für reich galt, allerdings war er unter allen, in dieser sehr armen Provinz der reichste; Moräus, so hieß er, war unter schwedischen Ärzten, was Wissen betrifft, einer der ersten. Dieser Mann äußerste sehr häufig, daß es keinen erbärmlicheren Erwerb, als den eines praktischen Arztes gebe, mich jedoch hatte er gerne. Ich besuchte als willkommener Gast oft sein Haus. Er hatte zwei Töchter, deren ältere ein Baron vergeblich frequentierte. Als ich sie sah, war ich ganz überrascht und fühlte bestürzt mein Innerstes von bisher nicht gekannten Empfindungen erfüllt. Ich liebte; — *sie* endlich, von meinen Liebkosungen und Schwüren besiegt, liebte wieder, sagte zu und gab ihr Jawort. Bei meiner großen Dürftigkeit scheute ich mich beim Vater anzuhalten, doch tat ich es. Er sagte nicht ja — nicht nein. Er hatte wohl Gefallen an mir, aber nicht an meiner Lage. Endlich sagte er, meine Tochte bleibt durch drei Jahre ledig, und dann werde ich mich erklären. Nach dieser Verabredung bereitete ich alles zur Abreise vor, und verließ mein Vaterland mit nicht mehr als 36 Goldstücken. Bald nachher promovierte ich als Doktor der Medizin, und da die Heimkehr mir eben nicht viel Vorteile bot, verblieb ich, wie Du weißt, in Belgien. Indessen hatte mein sehr guter Freund B . . . mir gewissenhaft die Briefe meiner Geliebten übersendet. Im letzten Jahre, das ich bei van Boyen[1]) zubrachte,

---

[1]) Professor der Botanik in Leiden.

23

und zwar mit Zustimmung meiner Braut (denn es war das vierte Jahr, der Schwiegervater hatte aber nur deren drei bewilligt), da meinte B... er, der doch durch meine Empfehlung Professor geworden war, sei sich selbst der Nächste; so gab er denn vor, ich würde nicht mehr ins Vaterland zurückkehren, bewarb sich um meine Braut, und es wäre ihm beinahe geglückt, wenn nicht ein dritter sich ins Mittel gelegt hätte, der den Verrat entlarvte. Er wurde zur Strafe später vom Unglück verfolgt. Ich kehrte endlich heim, arm wie ich war. Das Mädchen liebte nur mich, nicht jenen. Ich ließ mich in Holm nieder, verspottet von allen wegen meiner Botanik, wieviel schlaflose Nächte und mühselige Stunden ich auch damit verbracht haben mochte, kümmerte niemand, als ich aber von Siegesbeck vernichtet[1]) wurde, freuten sich alle darüber. Nicht einen Dienstboten traute man mir zum Kurieren an. Ich erhielt mich so gut möglich doch ehrenhaft, und so langsam es auch anfangs mit der Praxis ging, so wendete sich doch bald das Blatt, und nach langem Regen kam endlich Sonnenschein. Ich machte mich bemerklich, wurde zu den Honoratioren geholt, und alles ging nach Wunsch, ohne mich konnte kein Kranker genesen, und nahm ein hübsches Geld ein, von vier Uhr früh bis spät abends machte ich ärztliche Visiten, selbst die Nächte brachte ich am Krankenbette zu. Ei, dachte ich, wie verschafft doch Äskulap alles Gute, Flora aber nur Siegesbecker. Ich entsagte der Flora, und die nur zu vielen Faszikeln, die ich gesammelt hatte, beschloß ich dem Staube und der Vergessenheit zu übergeben, so wie dem Siegesbeck gar nicht zu antworten. Bald darauf erhielt ich die Anstellung als Primararzt der Flotte. Nachher ernannten mich die

---

[1]) S. nannte Linnés System lasziv, und was die Klasse der Polygamie beträfe, unmoralisch und verderblich usw.

Stände zum königlichen Botaniker mit Jahresgehalt, um in der Residenz Stockholm öffentlich Botanik zu ehren. Ich fing wieder an, meine Pflanzen lieb zu gewinnen. Nun hielt ich um die mir seit fünf Jahren Verlobte an, und betrat so würdig das Braut- und Hochzeitsgemach. Mein Schwiegervater hat wohl Geld genug, möchte jedoch dem Schwiegersohn nicht gern davon abgeben, ich brauche es auch nicht, und falls ich Kinder bekomme, werden sie es haben. Es werden nun wohl beide Lehrkanzeln der Medizin zu Upsala, erledigt werden, indem die alten Professoren Rudbeck und Roberg ihre Entlassung ansuchen; erhalten sie selbe, so wird wohl der treffliche Rosen Robergs Nachfolger, und ich vielleicht Rudbecks. Kömmt's nicht anders, so wünsche ich in Schweden zu leben und zu sterben, und brauche keinen Kompetenten zu scheuen. Sollte ich jedoch die Professur zu Upsala nicht erhalten, und würdest Du mich dann noch, d. i. nach drei Monaten, berufen, so würde ich, wenn es mit meinem Weibchen gestattet ist, hinkommen. Vielleicht könnte ich Dich einmal in Hamburg sehen, wenngleich so weit entfernt, würde ich doch bloß deswegen nach Hamburg kommen. So sehr schätze ich Dich. Auch möchte es mir vor meinem Ende gestattet sein, Dich persönlich zu sprechen, zu sehen. Lebe wohl, lebe lange und glücklich Du Stern erster Größe unserer Kunst.

Stockholm, 1739, den 12. September.

Albrecht von Haller

Er wurde 1708 (16. Oct.) in Bern geboren und studierte u. a. in Leiden unter Boerhaave. Als praktischer Arzt in Bern fühlte Haller sich besonders zur Botanik, Poesie und Anatomie hingezogen. Seine botanischen Arbeiten verschafften ihm den Ruf nach Göttingen (1736), wo er Anatomie, Botanik und Chirurgie lehrte. Beim Einzug dort starb ihm seine Gattin, worauf der folgende an Joh. Gesner gerichtete Brief — in Übersetzung — Bezug nimmt. Dort war seine beste und einflußreichste Zeit. Indes zog es ihn 1753 wieder nach Bern, wo er am 12. December 1777 starb.

Göttingen, den 14. Dezember 1736.
Amicissimo D. D. Joh. Gesnero s. p. d. Alb. Haller.

Da du an allem, was mich betrifft, kraft der Freundschaft die uns heilig ist, teilzunehmen mit Recht forderst, so darf Dir auch meine Trauer nicht fremd bleiben. Am 31. Oktober starb mir die süße Genossin meiner Mühsale, meine liebste Mariane. Wie sehr ich sie geliebt, kannst Du leicht ermessen, da Du ihre Vorzüge aus eigener Erfahrung kanntest. Meine liebenswürdige Gattin raffte ein Frieselfieber hinweg, nachdem sie schon wieder ganz auf der Besserung begriffen schien, indem am sechsundzwanzigsten Tage der Krankheit eine Kolik und ein plötzlicher Schlagfluß eintraten. Der Körper der Geliebtesten zeigte bei der Öffnung einen krebsartigen Brand und ein Gewächs am Darm. Wie groß und wie beklagenswert dieser Verlust[1]) für mich ist, kannst Du billig beurteilen, der Du sowohl die Eigenschaften der Seligen als die Zeit, in der ich sie verloren, richtig zu würdigen weißt... Ein Fremder unter Fremden, aller Freunde beraubt, inmitten der zarten, von der langen Reise kränklichen

---

[1]) Bekannt ist Hallers „Trauer-Ode beim Absterben seiner geliebten Mariane" (Anna Marie, geb. Wyß) in seinem „Versuch Schweiz. Gedichte". Göttingen 1768, S. 161.

Kinder, trage ich nun alle die Leiden, die ein Leben verbittern können. Verloren ist mir die Genossin meiner Kümmernisse, mir zugetan in herzlicher Liebe, von mir gleich innig geliebt, die erfahrene Hausmutter. die heitere Ruhstatt meines durch Mühsale erschöpften Gemütes, sie, durch deren Teilnahme mir meine Freuden erhöht, meine Schmerzen gelindert schienen. Gebe der Lenker aller Dinge, der allmächtige Gott, daß ich, von der Liebe zu den irdischen Dingen losgerissen, von nun an ihn allein suche, ohne den es keine Hoffnung gibt.

Ich meinerseits bin — was mich selber wundert — gesund und trage soviel Elend mit Fassung. Ich halte Vorlesungen über den Eustachius, über Osteologie und Physiologie, verbunden mit anatomischen Übungen. Garten und Theater wird angelegt und unsere Hochschule wird am 7. August 1737 mit einem glänzenden Feste eingeweiht werden . .

Albrecht von Haller.

Denn was für einen Trost gäbe es jetzt in diesem elenden Leben als die Arbeit? . . .

Du lebe inzwischen wohl und sei glücklicher als
Dein Haller.

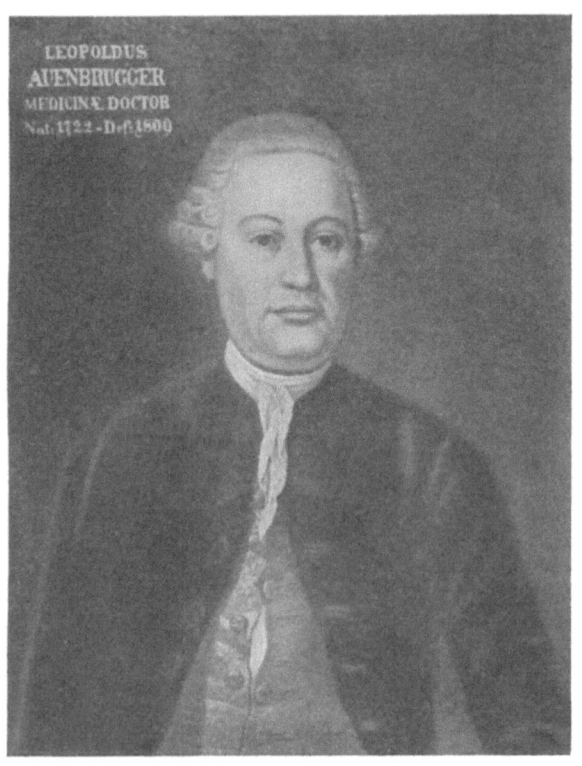

Leopold Auenbrugger.

Leopold Auenbrugger

In Graz am 19. November 1722 geboren, machte er seine Studien unter van Swieten in Wien, wo er von 1751—62 am sog. Spanischen Hospital tätig war. In diese Zeit fällt seine 1761 erschienene Schrift: Inventum novum ex percussione thoracis humani ut signo abstrusos interni pectoris morbos detegendi. Sie hat ihm für alle Zeiten den Namen des Erfinders der Perkussion eingetragen. Auenbrugger hatte nicht zuviel gesagt, wenn er dem neuen Zeichen zur Erkennung und Behandlung der Lungenkrankheiten die schwerwiegendste Bedeutung zuerkennt und ihm ,,nach der Untersuchung des Pulses und der Atmung die erste Stelle" einräumt. Noch kurz vor seinem Tode — am 18. Mai 1809 — hat Auenbrugger die Freude, seine Perkussionsmethode vollkommen verstanden und der Vergessenheit entrissen zu sehen, von keinem Geringeren als Corvisart, der dessen ,,Inventum novum" nicht nur übersetzte, sondern auch reichhaltig kommentierte. Auf diesem Wege ist Auenbruggers Methode über das Ausland bei uns eingebürgert. —

Der erste an A. Haller, seinen Gönner, gerichtete Brief betrifft Auenbruggers Behandlungsmethode der Manie mit Kampfer (1776). Der zweite Brief drückt Hallers Sohn sein Beileid aus beim Tode des Vaters (1777); der dritte Brief — an Metzger — schildert das klinische Bild der Influenza im Jahre 1782.

Illustrissimo/Magnifico ac Celeberimmo Viro/Domino
Alberto de Haller &&
s: d.
Leopoldus Auenbrugger medicus Viennensis.

Mitto Tibi, Vir celeberrime, librum, cui titulus est, *Experimentum nascens, de Remedio specifico sub signo specifico, in Mania Virorum*[1]). Qui observationum mearum Partus est, doleo imperfectus, non quidem mea culpa est, sed — — —!

Suasu amicorum commotus, post duodecim annos ne foetus iste omnino periret, manum admovi, ut, qualiscunque foret, publicae luci detur; fors aliorum Pietatem Opemque experiundo, in salutem infelicissim(orum) hominum sortis, aliquando perficeretur.

---
[1]) erschien Viennae 1776.

Quod, ut eveniat, proposui, exterorum Medicorum, prae primis vero Tuam in obervando medendoque Excellentium implorare, et obtestari, ut vel ipse, vel per Medicos Tibi conjunctos, nascens hoc meum Experimentum, data occasione reiterare, et eventus, qualescunque jam forent, mihi communicare dignaveris.

Animus est, transmissas historias, et in Spatio biennii collectas novam editionem adornando, publicare eo fine; ut Medicorum illustrium Nomina, qui in re adeo salutari, et humano generi perutili, manus et operam contulerunt, digno Encomio patefiant. Sicque Posteritati ad Incitamentum et Exemplar transcribi possint.

Quod, uti ab omnibus in Aulis Principum Europaeorum Archiatris, et Medicarum societatum Praesidibus, ad quos librum meum transmittam futurum expecto ita quoque id ipsum a Tua Comitate et in de fesso, quo claves, artem medicam promovendi studio praestolari posse exopto.

Vive felix, incolumis, diu et me totum habe Tuum!

Dabam Viennae, die 15 May [1]776.

P: S: ut in opere Errores typographicos excuses, rogo.

Leopoldus Auenbrugger Medicinae Doctor, Inclytae Facultatis Medicorum Viennensium Membrum Illustri Amplissimo ac Praecellenti Viro. Domino Amad: Emanueli Haller apud Bernates Ducentum viro meritissimo
S. d.

Moestissimum Obitum Divi Halleri, optimi patris Tui, quam pro singulari humanitate mihi significasti, tanto acerbiorem experior, quanto difficilius magisque arduum nostris temporibus mihi futurum est, in coetu doctissimorum Viventium reperire Hallerum. Sane, credas Vir illustris, me Tuo Tuorumque dolore vere condolere; Siquidem ex adorando supremi Numinis

Decreto, Vobis Optimus Pater, mihi vero verus rerum *Aestimator*, aequi bonique Fautor, et irreparabilis Amicus ereptus est. Atque ideo ignoscas, obsecro; dum mihi ipsi profundissimo moerore sancio, pro demulcendis totius Familiae plagis divissimis, par desit solaminis argumentum, nihilque ad gratitudinem obstrictissimo reliquum, que caelestis animae, tantarum scientiarum Facis, Helvetorum decoris et Ornamenti, verbo, Immortalis Viri numquam interituras relictas Exuvi quousque vixero, veneravi. Tu vero Vir Illustr. qui jam incomparabilis Parentis Tui vestigia honorificentissime premis, patete, ut Tibi totique familiae Tuae nobilissimae omnem felicitatem precavi, obsequiorum Officia deferre, meque inter coetum devinctissimorum amicorum numerare audeam. Vale.

Dabam Viennae pridie Nonarum Januarii MDCCLXXVIII.

An I. D. Metzger in Königsberg.

. . . . . Das neueste hier ist der nordische Catarrh, welcher epidemisch grassirt, doch ohne Gefahr und üble Folgen. Seine Attaquen sind von dreyerley Art Die erste füllt den Kopf mit einem gewaltigen Schnupfen und die Brust mit kurzem Athem an. Die zweite erscheint mit einer angina serosa, mit Kopfschmerzen und wenigen Husten. Die dritte überfüllt den Magen, wobey entweder Erbrechen oder Durchfall erfolgt. Diese drey Attaquen werden mit einem starken Fieber und dessen gewöhnlichen Zufällen begleitet, als Mattigkeit der Glieder, verdorbene Eßlust. Den ersten zwey Arten habe ich ein Laxans antiphlogisticum, der letzten eine Mixturam oleosam entgegengesetzt, und dieses Uebel mit warmen Getränke immer in 4 Tagen (wie A[nno] 1762, wo das nemliche Uebel allgemeiner geherrscht hat) sicher geheilet.

Johann Georg Zimmermann

Geboren in Brugg am 8. Dezember 1728, gestorben am 7. Oktober 1795 als Leibarzt in Hannover. Als Landsmann und Freund Hallers beschrieb er dessen Leben (Zürich 1755), mit dem er wie mit seinen zahlreichen anderen Freunden eine ausgedehnte Korrespondenz unterhielt. Sein Buch „über die Einsamkeit" brachte ihn in einen Briefwechsel mit Katharina II. von Rußland (herausgegeben von E. Bodemann 1906). Als Consiliarius war er weltbekannt. Seine erste Begegnung mit Friedrich dem Großen sowie die Zeit, da er ihn kurz vor seinem Tode behandelte, erzählt er in untenstehenden Briefen. In einem Schreiben vom 26.—29. Januar 1776, das er an Lavater richtete, gab er mit dem übersandten Schattenriß von Hölty folgende charakteristische Beschreibung des Dichters.

Was Goethe in „Dichtung und Wahrheit" von Zimmermann schreibt, trifft den Nagel auf den Kopf: „Dieser groß und stark gebaut, von Natur heftig und gerade vor sich hin, hatte doch sein Äußeres und sein Betragen völlig in der Gewalt, so daß er im Umgang als ein gewandter, weltmännischer Arzt erschien und seinen innerlich ungebändigten Charakter nur in Schriften und im vertrauten Umgang einen ungehemmten Lauf ließ. Seine Unterhaltung war mannigfaltig und höchst unterrichtend, und konnte man ihm nachsehen, daß er sich, seine Persönlichkeit, seine Verdienste sehr lebhaft vorempfand, so war kein Umgang wünschenswerter zu empfinden."

Berlin, den 27. Oktober 1771. Abends um 8 Uhr.

An den Ratsherrn Schmid.

Diesen Augenblick, mein liebster Freund, komme ich trunken von Freude und unaussprehlich großem Glücke von Potsdam zurück, ... denn erstlich *bin ich gesund*[1]); und zweitens habe ich gestern Abend das mit keinen Worten zu beschreiben mögliche Glück gehabt, *den König von Preußen fünf Viertelstunden in Sans-Souci zu sprechen*! ...

Mitten in dem Zimmer war ein kleines eisernes Feldbett ohne Vorhänge, so groß wie ein Ruhebett. Auf dem lag eine schlechte Matratze, auf der Matratze

---

[1]) Z. hatte sich am 24. Juni 1771 unter Meckels Aufsicht von dem Generalchirurgus Schmucker an einer Hernie operieren lassen. (J. F. Meckel, Tractatus de morbo hernioso congenito, singulari et complicato, feliciter curato. Berolini 1772.)

lag *der König* — ohne Decke, in einem blauen sehr schlechten Rockelor, worauf der schwarze Adler gestickt war, er hatte einen großen Hut mir einer weißen Feder auf dem Kopfe. Der König nahm den Hut sehr graciös ab, indeß da ich noch etwa zehn Schritte von ihm entfernt war, und sagte zu mir: approches, Monsieur Zimmermann! Ich kam bis auf zwey Schritte vor den König, er machte eine unaussprechlich *graciöse*, aber *mit unendlicher Majestät vermischte Miene*, und sagte zu mir: j'apprends que vous aves retrouvé votre santé à Berlin, et je vous en félicite. Ich antwortete: Sire, j'ay trouvé la vie à Berlin, et dans cet instant je trouve un bonheur plus grand encore! Der König fuhr fort: Vous aves subi une cruelle opération, vous deves avoir souffert énormement etc. Ich antwortete Sire, il en valoit la peine. Und von dem Augenblicke an ward mir *so wohl*, mein Gemüt war *so munter, so unbesorgt und so leicht,* als es jemals in meinem Leben mitten *unter meinen besten Freunden* gewesen .... Der König fuhr fort: vous étes vous fait lier avant l'operation? Ich antwortete: non Sire j'ay voulu conserver ma liberté. Der König lachte auf dieses sehr freundlich, und sagte: ah, Vous vous étes conduit en bon Suisse! — Er fuhr fort, und sagte: mais étes vous bien retabli? Ich antwortete: Sire, je viens de voir à Sanssouci et à Potsdam toutes les merveilles de votre création et je m'en trouve infiniment bien. Der König antwortete: cela me fait plaisir, mais il faut vous ménager, et sur tout ne pas monter à cheval. Ich beantwortete jeden Spruch mit einer freudenvollen Schnelligkeit. Der König sagte: dans quelle ville du Canton de Berne étes vous né? Ich antwortete: à Brugg; der König sagte: je ne connois pas cette ville. Ich dachte, je n'en suis pas étonné, und antwortete nichts. Der König fragte: où est-ce que vous aves fait vos etudes? Ich nannte den Ort. Sodann fragte er, was Herr Haller mache, ich antwortete: Sire, il vient de finir sa carriere litteraire par un roman. Der König lachte, und sagte: ah, cela est bien! Hierauf fragte der König: d'après quel systeme traités vous vos malades? Ich antwortete: Votre Majeste, d'après aucun. Der König sagte: mais il y aura pourtant des médecins dont vous aimes les methodes par préférence. Ich antwortete: j'aime par préférence les methodes des Tissot, qui est mon ami intime. Der König sagte: je connois Mr. Tissot, j'ay lû ses ouvrages et j'en fais un tres grand cas. En général j'aime la médecine, mon père a voulu que j'en aye quelque connoissance, il m'a souvent envoyé pour voir les hopitaux, et sur tout les hopi aux des vérolés, qui prêchent d'exemple. Hier lachte ich auch, und antwortete (den Augenblick wieder ernsthaft): Sire, la médecine est un art difficile; Votre Majeste est accou'umée de soumettre tous les arts à son génre, et de vaincre tout ce qui est difficile. Der König antwortete: hélas je ne sais pas vaincre tout ce qui est difficile. Hier ward der König etwas *nachdenkend, schwieg auf ein paar Augenblicke,* und fragte mich mit einem liebenswürdigen Lächeln: combien de cimetières aves-vous rempli? Ich lachte auch, und sagte: Sire, dans ma jeunesse j'en ai rempli plusieurs, mais à present cela va mieux, puisque je suis devenu plus timide. Auf dieses antwortete der König: fort bien, fort bien; und nun fieng die Conversation an, äußerst lebhaft zu werden. Der König gieng mit mir beynahe alle hitzigen und die wichtigsten langsamen Krankheiten durch; er fragte mich von jeder, woran ich sie erkenne, wie ich sie von ähnlichen Krankheiten unterscheide, und wie ich sie behandle? Er fragte mich zum Exempel von den Blattern, wie ich darin von Tag zu Tag verfahre; hieß mein Verfahren ungemein gut, und sprach mit vieler Rührung von dem zweyten Prinzen von Preußen, der vor ein paar Jahren an den Blattern verstorben. Er fragte mich um meine Meinung von der Inoculation, und von tausenderlei der wichtigsten Gegenstände in der Medicin, über die alle er wie der größte Meister in der Kunst sprach und allenthalben die frappantesten coups de génie anbrachte. Ich antwortete mit dem innigsten Vergnügen und mit der freyesten Seele, weil der König fünfzigmal sagte: cela est trés bien, vos méthodes sont tres bonnes, je suis charmé de voir à quel point notre façon de penser se rencontre, Oft sagte er mir zwischen durch: mais je vous assomme de questions! Ich antwortete bald: Votre Majesté me donne les plus excellentes leçons de médecine, bald: Votre Majeste bat les maladies comme elle bat ses ennemis, und zwanzig andere Dinge dieser Art. Hierauf erzählte mir der König alle Krankheiten, die er selbst gehabt, und fragte mich über alle meine Meinung, er sagte einmal: la goutte aime à se loger chés moi, puisqu'elle sait que je suis Prince, et elle croit quelle sera bien traitée, mais je la traite trés mal, et je vis trés maigrement. Ich antwortete: je souhaiterois que la goutte fut si mécontente de Votre Majeste, qu'elle en soit abandonnée a jamais. Der König sagte: je suis vieux, les maladies ne me feront plus grace. Ich antwortete: Sire, l'Europe sçait que vous aves autant de vigueur qu'à l'âge de trente ans, et la physionomie de Votre Majeste le prouve. Der König sagte auf dies lachend: bon, bon, bon, und *schüttelte den Kopf*. Auf diese Art dauerte die Conversation zwischen dem König und mir *ununterbrochen* in einem beständigen Feuer *fünf Viertelstunden* fort. Endlich gab der König das Zeichen zum Weggehen (worauf man immer warten muß). Es bestand für mich darin: der König nahm den Hut ab, und sagte: adieu, mon cher Monsieur, j'ay été bien aise de vous voir. Ich antwortete: Votre Majeste a rendu ce jour le plus heureux de ma vie, machte zwey tiefe Reverenzen, und gieng heraus! Cat (der in dieser ganzen Zeit zugegen gewesen) begleitete mich in das Vorzimmer; ich konnte nicht weiter kommen, war beynahe außer mir selbst vor Freuden, und brach *in einen ganzen Strom von Freudenthränen* aus, so daß ich gar nicht mehr sprechen konnte. Cat sagte: je retourne vers le Roi, alles à l'appartement où je vous ai pris, et à huit heures je vous ramenerai chés Vous. Ich drückte ihm die Hand, und stammelte die Worte heraus: ah Dieu! le plus grand homme de mon siecle en est aussi le plus aimable!

26.—29. Januar 1776.

An Lavater:

Herr Hölty in Hannover, ein herrlicher Liederdichter, wie Du aus vielen Musenalmanachen sehen kannst, und wie ich jede Woche aus neuen Proben sehe. — Einen seltsamern Menschen, und vollkommeneres Original kenne ich nicht. Daß er der feinsten Empfindungen fähig ist, zeigen seine Lieder. Aber so wie er in Gesellschaft sich zeigt, kömmt er einem so roh vor, als ein Dorfjunge; und so einfältig als das einfältigste Kind. Im Tone seiner Stimme ist Bäurische Langsamkeit, und in absicht auf alles, was auf den Menschen von außenher wirkt, das allernachlässigste Phlegma. In Göttingen sah er aus, wie ein Schwein; in Hannover trägt er zum äußersten Erstaunen der Freunde weiße Wäsche, und Puder in den Haaren. Am Anfang des letzten Jahres schien er ein Opfer der Schwindsucht werden u wollen; ich half ihm durch

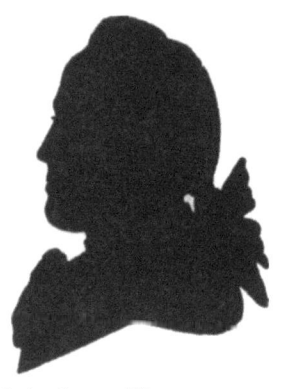

Joh. Georg Zimmermann.

malgré lui, denn er spie Blut die Menge, hatte die heftigsten Brustschmerzen und beständiges Fieber, ohne sich dadurch einen Augenblick in seiner göttlichen Seelenruhe stören zu lassen. Kein Mensch labet sich besser als er, wenn er etwas gutes zu essen und zu trinken hat, und kein Mensch in der Welt würde sich mit Wasser und Brodt so gut behelfen können, wie er. Er ist blutarm. Er möchte gern seine Gedichte auf Subscription drucken lassen, um aus diesem Gelde eine Reise nach der Schweiz thun zu können. Er weiß übrigens gar nicht, was das heißt, für den künftigen Tag sorgen. Sein größter Herzensfreund ist in der Welt Claudius. Ob er gleich immer in einer paradiesischen Idealwelt lebt, so ist es doch kindisch neugierig in absicht auf alles, was um ihn vorgeht, und macht Fragen, deren Beantwortung nur dem größten Einfaltspinsel interessant sind. In seinen Liedern glühet indessen eine göttliche Anmuth, eine äußerst beneidenswerthe Heiterkeit der Seele, und eine ganz Lafontainische Naiveté. Damit Du ihn auch durch seine Handschrift kennest, schicke ich Dir einige seiner neuesten Lieder, von seiner eigenen Hand. Daß er ehrlich und tugendhaft ist, verstehet sich von selbst. Er lebt von Übersetzungen aus dem Englischen.

Hannover, den 23. October 1786.
An den Ratsherrn Schmid.

... Den großen König von Preußen habe ich dreyundreyßigmal besucht, und diese Besuche haben von einer halben Stunde bis zu vier Stunden nach einander gedauert.

Am ersten Tage, den 24. Junius, war ich des Morgens eine Stunde bey dem König, und des Nachmittags vier Stunden nacheinander. In diesen vier Stunden glaubte ich, der König werde in meinen Armen sterben.

Es schien beynahe jeden Augenblick, als wenn er ersticken wollte, er warf erschrecklich viel Blut unter einem beständigen Husten aus. Wenn er nicht hustete, so fiel er in einen tiefen Schlummer, und hatte Convulsionen im Gesichte. Er war tödtlich schwach, und hatte dabey noch eine schreckliche Colik, übrigens hatte er die Brustwassersucht und Lenden, Schenkel und Beine über und über voll Wasser. Er wollte in diesen vier schrecklichen Stunden Niemand bey sich haben, als mich, und zuweilen einen Bedienten. Urtheilen Sie. wie mir da gewesen ist, und wie ich meinem Gott zu danken habe, daß der König nicht an diesem ersten Tage unter meinen Händen gestorben ist!!

Keiner der siebenzehn Tage war diesem ersten Tage gleich. In zwey Dritteln dieser Zeit hatte ich das Glück, den König sehr zu erleichtern. Er war mir äußerst dankbar dafür, gieng mit mir auf die allerhöflichste, freundlichste und liebevollste Art um, und machte mir diese ganze Zeit zu der merkwürdigsten und interessantesten Zeit meines Lebens, indem er sich mit mir mit der größten Offenheit und dem größten Zutrauen über tausenderley Dinge unterhielt.

Bey dem ersten Besuche sagte mir der König: „Je ne puis pas être guéri, n'est-ce-pas?" Ich antwortete: „Soulagé, Sire —" und hielt Wort.

Über alle Begriffe war der König dankbar, wenn ich ihm die allergeringste Erleichterung gegen seine Engbrüstigkeit verschaffte, und dies geschah sehr oft. Bey dem ersten Mittel, das ich zu diesem Zwecke gab, sagte mir der König, als ich zu ihm kam: „Votre remède a bien l'esprit. C'est un courrier médicinal qui va directement à l'endroit de sa destination Depuis deux mois je n'ay pas été soulagé comme je le suis tout ce matin."

Wann der König nicht litt, so sprach er nur mit mir ein paar Sprüche von seinem Zustande. Die übrige ganze Conversation war dann gewöhnlich bis zwey

Stunden äußerst manigfaltig und reichhaltig. Der König behielt bis den Tag vor seinem Tode (der den 17. August erfolgte) seinen ganzen großen Geist und seine ganze erstaunende Munterkeit und Geisteskraft. Alle Morgen um vier Uhr las er alle Briefe, die aus seinem ganzen Reiche in der Nacht gekommen waren, gemeinschaftlich mit seinen Geheimen Cabinetsräthen, dictirte diesen über alles seine Befehle, und um halb sechs Uhr war er schon fertig. Sie sehen hieraus, mein lieber Freund, daß zu Sanssouci doch etwas geschwinder regiert wird, als man auf dem Rathause zu Brugg regiert. Um halb sechs Uhr giengen die Cabinetsräthe nach Potsdam zurück, und schrieben alle Briefe, die ihnen der König dictirt hatte. Des Nachmittags brachten sie dann dieselben dem Könige zur Unterschrift. Ich war einmal dabey gegenwärtig. Es war ein sehr großes Pack Briefe, jeder von zwey oder drey Zeilen: also freilich etwas kürzer geschrieben, als der Herr Stadtschreiber in Brugg schreibt. Der König las alle diese Briefe, indem ich neben ihm stand und unterschrieb sie.

Die Zeit ist zu kurz, um Ihnen auch nur ein Wort von den tausend merkwürdigen Dingen zu sagen, die mir der König gesagt hat. Von Tausend sage ich eines nur, das Sie in Bern bekannt machen müssen. Der König sprach mit mir von der republikanischen Verfassung, die er äußerst lobte. Sodann setzte er diese Worte hinzu: ,,Nos tems sont dangereux pour les Républiques. Il n'y a que la Suisse qui se soutiendra encore longtems. J'aime les Suisses, et sur tout le gouvernement de Berne. Il y a de la dignité dans tout ce que ce gouvernement fait. J'aime les Bernois."

Den König sah ich jeden Tag des Morgens um acht Uhr und des Nachmittags um drey Uhr. Er saß immer in einem Lehnstuhl, wenn ich kam, hatte einen großen Hut mit einer weißen Feder auf dem Kopf (der sammt der Feder etwa sechs Groschen werth war), und er war immer in Stiefeln. Er hatte Tag und Nacht den Hut auf dem Kopf, schlief immer damit, und hat in seinem Leben weder Nachtmütze noch Pantoffel gehabt. Seine Kleidung bestand in einem Cassaquin von himmelblauem, über und über mit Spanischem Tabak beschmutztem, Atlas.

Wenn ich kam, so nahm der König den Hut immer sehr freundlich ab, und bückte sich gegen mich. Wenn er wollte, daß ich weggehe, so nahm er wieder den Hut sehr freundlich ab, bückte sich wieder, und sagte: „Adieu, mon cher Monsieur, je vous remercie pour votre visite, ayes la complaisance, oder: faites moi le plaisir, de revenir chéz moi à telle heure."

Als ich den 10. Julius das letztemal bey dem König war, überschüttete er mich mit Dank und Lob und Höflichkeit und Liebe. Seine letzten Worte waren: „Je demande pardon à tous vos malade de les avoir privés pendant si longtems de votre secours. Adieu mon bon, mon cher Monsieur! Souvenés-vous du bon veillard que vous avés vû ici!"

Das Herz zersprang mir beynahe bey diesen letzten Worten des Königs. Ich wollte antworten, und konnte nicht reden. Aber ich stand stille, bis ich reden konnte, und sagte dann noch ein paar Worte der Wehmuth und des ehrfurchtvollsten, zärtlichsten Dankes, indeß der König den Hut in der Hand behielt, und sich freundlichst und gerühret gegen mich bückte.

Einige Tage nach meiner Ankunft beschenkte mich der König mit tausend Thalern. Bey dem letzten Besuche beschenkte er mich wieder mit tausend Thalern. Ein paarmal schickte er mir, indem ich mit meiner Frau zu Hause beym Essen war, sehr schöne Früchte aus seinen Treibhäusern. Meine Frau und ich fuhren, solange wir in Potsdam waren (wo man uns jeden Tag mit Höflichkeit und Wohlthaten überschüttete) in königlicher Equipage.

Johann Peter Frank

Geboren d. 19. März 1745 in der Rheinpfalz (Rodalben), studierte er in Heidelberg und Straßburg Medizin. Der Gedanke, eine medizinische Polizey zu schreiben, stammt aus dieser Zeit; sie erschien ab 1779 in sechs Bänden. Durch dieses Werk wurde diese Wissenschaft und auch die Hygiene als solche begründet. Seiner klinischen Lehrtätigkeit in Göttingen (1784—85), und besonders in Pavia verdankt der medizinische Unterricht eine gründliche Reformation; so stand ihm Marabelli, ein Assistent für chemische Untersuchungen, zur Seite. Von 1795—1804 war Frank in Wien Hochschullehrer und Krankenhausdirektor; nach vier Jahren ärztlicher Tätigkeit in Wilna und Petersburg kehrte er nach Wien zurück, wo er, von einem zweijährigen Aufenthalt in Freiburg i. Br. abgesehen, bis zu seinem am 24. April 1821 erfolgten Tode — in demselben Hause wie später Billroth — praktizierte. In Freiburg schloß Frank Freundschaft mit dem Kurator J. A. v. Ittner, der eine gute Charakteristik Franks gegeben hat und an den folgender Brief gerichtet ist.

Wien, den 3. Juli 1811.

„Et cum haec dicerent, stetit Jesus in medio eorum, et dixit eis: *pax vobis!*" Leider wird mein Stolz, mit welchem ich mir einbilde, daß Sie soeben von mir reden werden, durch meine Unfähigkeit zum Erscheinen in der Mitte meiner Freunde, überaus viel gedemüthigt; aber Sie, edler Mann, berechtigen mich, durch Ihre mir bezeugte Güte zu so hochmüthigen Gedanken, und ich sage Ihnen hiemit das pax vobis, mitten unter allen Unwahrscheinlichkeiten, und vielleicht mit ebenso wenigem Erfolge, als den guten Jüngern einst zu Theile ward. Warum ich Ihnen so spät erscheine, davon ist die Ursache, weil ich wirklich erst auferstanden bin. Kaum war ich den 29. Mai in der Vorhölle eingetroffen, als ich von den Seelen der Patriarchen umgeben, und von allem Umgange mit der Oberwelt abgehalten ward. Ich hatte Ursache, mit meinem Empfange zu Wien sehr zufrieden zu seyn, doch ward ich ich sogleich wieder an das ärztliche Joch gespannt, so wenig auch mein steifes Genicke darunter sich beügen wollte. Hin sind die angenehmen Stunden, die Sie mir dort[1]) an meinem langen Tische, in meinem ungeheuern Großvaterstuhle so gütig verschafft haben; und es ist mehr denn wahrscheinlich, daß ich Unwürdiger auf solch einen Genuß auf ewig Verzicht leisten werde müssen. Juden, Christen und sogar Türken haben sich gegen mich verschworen. Das *Galenus dat opes*, kann inzwischen in so ferne, als *Papier* zu den *opes* gezählt werden mag, bei mir eintreffen doch finde ich, daß, bei aller dieser papiernen Erkenntlichkeit, die Bedürfnisse des Lebens nirgend wo geringer denn in dieser Hauptstadt angeschlagen werden. Ich habe für 1200 fl. Hausgeräthschaften angeschafft die mich anderwärts (während dem ich nur 1000 fl. baaren Geldes ausgegeben habe) leicht auf 3000 fl. zu stehen gekommen seyn würden. Nur das Göttergetränke, *Kaffee*, wird hier, selbst von Göttern höherer Ordnung, wenig, — vom übrigen Göttergesindel garnicht getrunken. Wenn daher meine künftigen Geistesprodukte etwas wässericht ausfallen, so wissen Sie die Ursache und werden, wie ich hoffe, deren unvermeidliche Wirkung großgünstig erklären.

Marcus Herz

Geboren in Berlin am 17. Januar, 1747, gestorben am 20. Januar 1803 ebenda. — Anfangs zum Kaufmann bestimmt, fing er später in Königsberg an, unter Kant Philosophie zu treiben. Darauf studierte er in Berlin und Halle Medizin, wo er 1774 zum Dr. med. promovierte und Reil zum Freunde gewann. In Berlin war er als praktischer Arzt tätig und gern aufgesucht. 1787 wurde Herz zum Professor der Philosophie ernannt. — Verheiratet war er mit Henriette, die durch ihren Geist und ihre Schönheit berühmt war.

An I. Kant:

Lieber, theurer, verehrungswürdiger Lehrer!

Daß Ihnen der Himmel noch so viele vergnügte und glückliche Jahre hinieden genießen lasse, als Ihr

---

[1]) in Freiburg.

lieber Brief mir vergnügte und glückliche Stunden gemacht. Ich habe schon lange keinen von Ihnen gehabt, und mein Herz hängt noch so fest an Ihnen, lechzt noch so oft nach Unterredungen mit Ihnen, daß, ohne die Gegenwart Ihres Bildes in meiner Stube, das ich bey jedem Denken und Forschen nach Wahrheit anstaune, und das mich für jede gedachte und erforschte anzulächlen scheint, ich es schwerlich fünfzehn Jahre ausgehalten haben würde, ohne einen Lauf nach Königsberg zu machen, um noch einmal in meinem Leben wenigstens vier und zwanzig Stunden vor dem Munde meines würdigen Lehrers und Freundes zu zubringen. Ha! das waren Zeiten, da ich so ganz in der lieben ruhigen Philosophie und ihrem Kant lebte und webte, da ich mit jedem Tage mich vollkommener und gebildeter als den Tag vorher fühlte, da ohne Nahrungsgewerbe frey von Sorgen, es werde mir meines Lehrers Beyfall und Aufmunterung gewährt, mein einziger Morgen und Abendwunsch war, und der mir so oft gewährt wurde; das waren! — Aber die Zeiten sind vorüber, nun ist alles anders. Das praktische medizinische Leben ist das unruhigste und beschwerlichste für Geist und Körper. Die Kunst ist noch lange nicht dahin, daß die reine Vernunft sich daran laben könnte. Was diese noch so sorgfältig glättet und ründet erscheint in der Anwendung nur zu oft voller Ecken und Rauhigkeiten. Der empirische Arzt, dessen Herz nie an der Vernunft hängt ist in sich fast der glücklichste. Die Urtheile des Haufens gründen sich auf Erfolge, die doch nicht immer in der Macht des Künstlers stehen; sein Beyfall und Mißfallen fließt größtentheils aus den unreinsten Quellen, aus Neid und Eifersucht, aus Aberglauben und Gemüthsschwäche, aus vorgefaßter Gunst und Mißgunst, aus Vorurtheil für oder wider Gesichtszüge, Stimme, Gebehrden, Kleidung, Ansehen u.s.w.

Kurz, der ganze Werth und Unwerth den er dem Künstler beylegt beruhet auf außerwesentliche zufällige Dinge, über die Studium und Vernunft nichts vermögen. Und das beständige Durcharbeiten durch diese Schwierigkeiten ist allerdings sehr beschwerlich und macht den empfindsamen Menschen mußmüthig und übellaunisch. Doch genug hiervon! ...

Leben Sie wohl, bester verehrungswürdiger Mann und behalten mich lieb. Ich schicke Ihnen mit nächstem einen psychologisch medizinischen Aufsatz *über den Schwindel*[1]) den ich jetzo unter der Presse habe, wovon die Grundidee noch seit einer einstmaligen Unterredung mit Ihnen in meiner Seele lag.

      Ihr ergebenster Schüler und Freund
          Marcus Herz.
Berlin, d. 25. November 1785.

An Kant:

Verehrungswürdiger Lehrer!
Sie empfangen, theurster Lehrer, durch den HE. D. Joel ein Exemplar meines *Versuchs über den Schwindel*, dessen ich in meinem Briefe vom 25. Nov. Erwähnung gethan. Die Hauptidee des ganzen Werkes äußerte ich einst in einer jener glückseligen Unterredungen mit Ihnen, deren alle ich mich immer noch mit Entzücken erinnere. Da lag sie in meiner Seele wartend auf hinreichende physiologische Kenntnisse um mit diesen in ein Ganzes verwebt zu werden, und in ihrem Einflusse auf die Praxis, so schwach er vielleicht auch noch scheinen möchte, sich zeigen zu können. Sie sehen, theurster Mann, ich bin kein Ab-

---

[1]) Versuch über den Schwindel. Berlin 1786. In meinem Besitze befindet sich dieses Werk mit folgenden Zeilen von Marcus Herz' Hand: „Dem Herrn Doctor Reimarus Wohlgebohren der Verfasser".

trünniger von Ihnen, bin vielmehr ein Überläufer der noch Ihre Uniform trägt, und bey anderen Mächten, nicht Ihren Feinden, Ihren Dienst einzuführen sucht; oder, um mich minder preußisch auszudrücken, ich liebe das Umherwandeln in den Gränzörtern der beyden Länder, der Philosophie und der Medizin, und habe meine Freude daran, wenn ich da Vorschläge und Einrichtungen zu Gemeinregierungen entwerfen kann. Es wäre gut, dünkt mir, wenn ähnlich Gränzörter zwischen der Philosophie und ihren benachbarten Gebieten fleißig von den Philosophen so wohl als von den praktischen Gelehrten und Künstlern aller Art fleißig besucht würden; jene würden dadurch dem häufigen gerechten Tadel der unnützen Grübeley, und diese d m der Empirie entgehen ...

Von Ihnen so geliebt zu werden, wie ich Sie verehre, gehört zu meinen heißesten Wünschen.

Berlin, d. 27. Febr. 1786.

Ihr. ergebenster Schüler u. Diener
M. Herz.

Edward Jenner

Geboren am 17. Mai 1749 in Berkeley (Glocestershire), gestorben ebenda am 26. Januar 1823. — Sein Lehrer John Hunter, der mit ihm das Problem der Blattern besprach, soll ihm, als Jenner Zweifel daran äußerte, die Antwort gegeben haben: „Denken Sie nicht, sondern versuchen Sie." 1780 begann Jenner das Studium der Kuhpocken und weihte seinen Freund Edward Gardner in seine Arbeiten ein. Am 14. Mai 1796 war der denkwürdige Geburtstag der ersten Kuhpockenimpfung und Jenner hat in dem untenstehenden Briefe in klassischer Weise Gardner davon Mitteilung gemacht. 1797 übergab Jenner das Manuskript seiner fertiggestellten Arbeit der Royal Society in London die es indes nicht für überzeugend genug erachtete und ablehnte. Darum entschloß sich Jenner 1798 seine Untersuchung „into the causes and effects of the variolae vaccinae ... known by the name of the

Cowpox" in Buchform erscheinen zu lassen. Unter dem Namen „Vaccination" wurde Jenners Kuhpockenimpfverfahren bekannt, und bereits 1805 befahl Napoleon, daß alle Soldaten, die noch nicht an Pocken gelitten hatten, geimpft werden sollten. In Hannover wurde bereits 1799 geimpft und in Berlin zum erstenmal am 1. Februar 1800. Es dauerte indes bis 1874, daß die Impfung in Deutschland obligatorisch wurde. In einigen Ländern, wie z. B. in England, ist sie es heute noch nicht.

An C. H. Parry.[1]) [o. D.]

Der erste Fall, wo ich die *Angina Pectoris* zu sehen Gelegenheit hatte, war der im Jahre 1772 von Dr. *Heberden* bekannt gemachte, die Leichenöffnung hatte Dr. *Hunter* übernommen. Bei derselben wurden, wie ich fast mit Gewißheit sagen kann, die *Arteriae coronariae* des Herzens nicht untersucht. Ein anderer Fall, der einen gewissen Dr. *Carter* zu Dursley betraf, ward meiner Behandlung anvertraut. Als ich nach dem Tode die wichtigsten Teile des Herzens untersuchte, und nichts finden konnte, was mich sowohl auf die Ursache seines plötzlichen Todes, als auf die der Symptome, die ihm vorangingen, schließen ließ, so durchschnitt ich das Herz in der Quere nahe an der Basis desselben, wobei mein Messer auf etwas so Hartes und Sandichtes gerieth, daß es eine Scharte bekam. Ich erinnere mich noch sehr gut, daß ich sogleich nach der alten baufälligen Decke des Zimmers aufsah, weil ich glaubte, es könnte etwas Mauerkalk herabgefallen sein. Bei fernerm Nachforschen entdeckte ich jedoch bald die wahre Ursache, die Kranzadern waren nämlich verknöcherte Kanäle geworden. Damals fing mir die Sache an schon etwas verdächtig zu werden. Bald nachher kam dem Dr. *Paytherus*

---

1) Doctor der Medizin in Bath, dem Jenner 1798 sein klassisches Werk widmete.

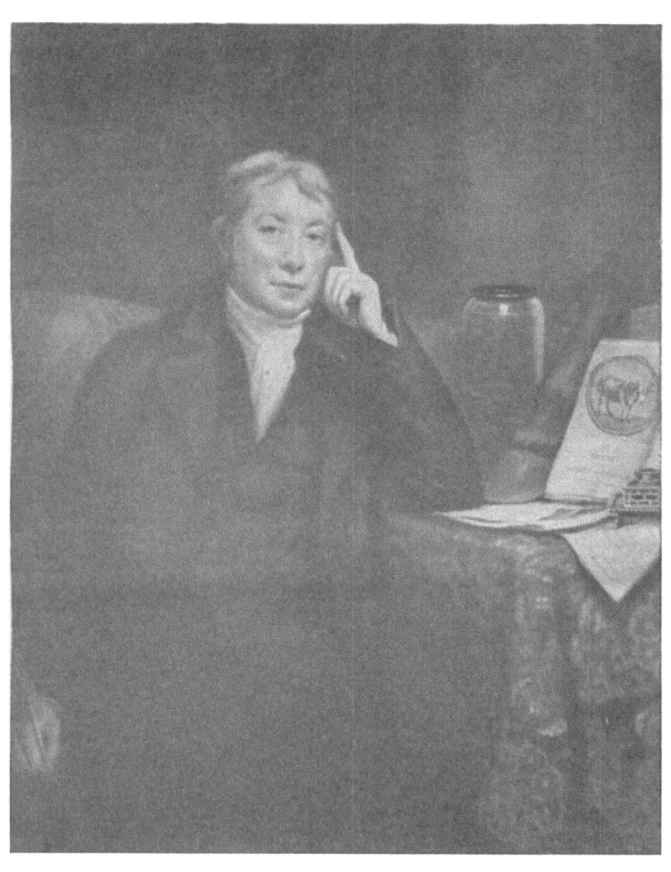

Edward Jenner.
(Original in der National-Porträt-Galerie in London.)

ein ähnlicher Fall vor. Ehe wir noch den Körper untersuchten, bot ich ihm eine Wette an, daß wir die Kranzpulsadern verknöchert finden würden. Wir fanden jedoch, daß dieses nicht ganz der Fall war, indessen waren die Häute der Arterien verhärtet, und es hatte sich im Innern einer jeden Arterie eine Art von knorpelartigem Kanal gebildet, der jedoch nur so damit zusammenhing, daß er sich so leicht wie der Finger von einem engen Handschuh trennen ließ. Wir schlossen daher, daß eine fehlerhafte Organisation dieser Gefäße die Ursache der Krankheit wäre. Genau um dieselbe Zeit zeigten sich bei Mr. *John Hunter*, meinem schätzbaren Freunde, die deutlichsten Spuren von der *Angina Pectoris*, und dieses hielt mich ab, irgend etwas von meinen Ideen öffentlich verlauten zu lassen über diesen Gegenstand, weil es zu einer sehr traurigen Unterhaltung zwischen mir und Mr. *Hunter* geführt haben würde. Ich teilte bei einer der Abendzusammenkünfte, die des Sonntags bei Mr. *Hunter* stattfanden, dem Mr. *Cline* und Mr. *Home* meine Bemerkungen über diesen Gegenstand mit, sie schienen aber nicht sehr darauf zu achten. Jedoch als Mr. *Hunter* starb,[1]) so schrieb mir Mr. *Home* gleich nach der Leichenöffnung, und gestand mir freimütig, ich hätte recht gehabt. Die Erscheinungen, welche bei der Krankheit und dem Tode des Mr. *Bellamy* vorkamen, brachten mich auf die Idee, die Krankheit enstehe von einem Antriebe nach den Vasa vasorum (from a determination to the vasa vasorum) und Konkretionen würden aus der koagulablen Lymphe, oder andern Flüssigkeiten abgesetzt, die sich an der innern Oberfläche der Arterie abgeschieden hätten.

---

[1]) Am 16. Oktober 1793.

Dear Gardner

As I promised to let you know how I proceeded in my Enquiry into the nature of that singular disease, the [Cowpox] being & fully satisfied how much you feel interested in its success, you will be gratified in hearing that I have at length accomplish'd That I have been so long waiting for, the passing of the Vaccine Virus from one human being to another by the ordinary mode of Inoculation

A Boy of the name of Phipps was inoculated in the Arm from a Pustule on the hand of a young Woman who was infected by her Masters Cows. Having never seen the disease but in its casual way before,

Brief Jenners über

that is, when communicated from the Cow to the hand of the Milker, I was astonished at the close resemblance of the Pustules in some of their stages to the variolous Pustules. But now listen to the most delightful part of my Story. The Boy has since been inoculated for the Small pox which as I ventured to predict produc'd no effect. I shall now pursue my Experiments with redoubled ardor.

Believe me Yours
very sincerely
Edw' Jenner

Berkeley July
19 1796

die Kuhpockenimpfung.

An Gardner. Berkeley, July 19th. 1796.

Dear Gardner — As I promised to let you know how I proceeded in my inquiry into the nature of that singular disease the cow-pox, and being fully satisfied how much you feel interested in its success, you will be gratified in hearing that I have at length accomplished what I have been so long waiting for the passing of the vaccine virus from one human being to another by the ordinary mode of inoculation. A boy of the name of Phipps (aged eight) was inoculated (on May 14th) in the arm from a pustule on the hand of a young woman who was infected by her master's cows. Having never seen the disease but in its casual way before, that is, when communicated from the cow to the hand of the milker, I astonished at the close resemblance of the pustules in some of their stages to the variolous pustules. But now listen to the most delightful part of my story: The boy has since been inoculated for the small-pox (July 1st) which, as I ventured to predict, produced no effect. I shall now pursue my experiments with redoubled ardour. Believe me, yours very sincerely,

Edward Jenner.

An Robert Willan.

Cheltenham, den 23. Febr. 1806.

Es ist eine traurige Bemerkung, daß das verflossene Jahr eine Zunahme der Todesfälle an den Blattern in unserer Hauptstadt gezeigt haben wird, während wir in einigen Städten und ausgedehnten Distrikten des festen Landes, sowohl in Europa als in Amerika, diese zerstörende Krankheit jetzt durch die allgemeine Einführung der Vakzination, statt der Blatternimpfung, beinahe ganz ausgerottet finden. Zeit und Erfahrung erlauben mir folgendes Resultat über die Geschichte der Vakzination in unserem eignen Lande zu ziehen. An allen den Orten, wo sie am meisten in Gang gebracht war, zeigten sich unter den Bewohnern die Blattern am wenigsten, wo sie allgemein im Gange war, wurden sie gar nicht bemerkt, und, durch Zufall hingebracht, nicht weiter verbreitet. Dieser Ort, der sehr volkreich ist, gibt für die Wahrheit dieser Behauptung den strengsten Beweis. Die Blattern wurden nicht weniger als sieben mal, während des letzten Sommers und jetzigen Winters, dahin gebracht, aber jedes Mal beschränkten sie sich bloß auf das Individuum, bei dem sie zuerst erschienen. Ein Umstand, der in der Geschichte dieser Stadt vor Einführung der Vakzination ohne Beispiel ist . . .

Jenner bei der Feier seines 59. Geburtstages:
den 17. Mai 1807.
. . . Ich erhalte unter andern, noch fortwährend die erfreulichsten Nachrichten über den Fortschritt der Vakzination aus allen Gegenden der Erde. Sie hat alle Teile der zivilisierten Welt, vom Ganges bis Mississippi, durchstrichen. Aber, ist es nicht zu beklagen, daß hier in der Hauptstadt, im Mittelpunkt des britischen Reichs die Vakzination mit so langsamem und schleppendem Schritt fortgeht? Welcher Ursache ist dieses Fehlschlagen anders zuzuschreiben, als den hinterlistigen Streichen einiger eigennütziger Menschen, die durch Verteilung ihrer täuschenden Fingerprodukte nur zu gut ihren Zweck, die Gemüter der unteren Volksklassen zu berücken, erreicht haben. Ich habe absichtlich von den vielen gegen das Vakzinationssystem bekannt gemachten Flugschriften keine weitere Notiz genommen, da so manche aufgeklärte Menschenfreunde, unter Ärzten und Nichtärzten, die Widerlegung derselben übernommen und trefflich ausgeführt haben. Nur einen Punkt wünsche ich ins Licht zu setzen, nämlich einen Vorwurf ganz eigner

Art, den man mir in einer dieser Flugschriften macht, daß mir nämlich eine Reihe von Inokulationen, im westlichen Teile von England, verunglückt wären. Ich halte es für Schuldigkeit, zu erklären, daß nicht ein einziges darin erwähntes Individuum, welches nach der Angabe in der Folge die Blattern bekommen hat, von mir überall vakziniert worden ist.

Johann Friedrich Blumenbach

Geboren am 11. Mai 1752 in Gotha, gestorben am 22. Januar 1840 in Göttingen, wo er in gewissem Sinne der Begründer der Anatomie der Neuzeit geworden ist. 65 Jahre lang hat er der Göttinger Universität als Lehrer angehört und in 118 Semestern hat er seine vielgerühmte Vorlesung über Naturgeschichte wiederholt. In seiner Jugendzeit hat er auf Sömmering, an den untenstehender Brief gerichtet ist, in späteren Jahren auf Rudolphi, den Vorgänger von Johannes Müller, großen Einfluß ausgeübt, nicht minder auf mehrere der bedeutendsten Forschungsreisenden, unter denen A. v. Humboldt als Blumenbachs Schüler an erster Reihe steht. Ohne seine mannigfaltigen persönlichen Verbindungen und Freundschaften, zu denen auch die Goethes zählt, hätte er nie die berühmte Sammlung von Schädeln zusammenbringen können, die heute noch, immer vervollständigt, die Zierde der Göttinger Anatomie bildet. Als Goethe 1801 in Göttingen war, schreibt er von Blumenbach: „Immer von dem Neuesten und Merkwürdigsten umgeben, ist sein Willkommen jederzeit belehrend."

An v. Sömmering:
Göttingen, den 14. Mai 1785.

Nur mit 3 Worten bezeuge ich Ihnen meine kindische ausgelassene Freude über Ihr liebreiches Erbieten, liebster bester *Sömmering*, mir eine 6 fingrige Hand zukommen zu lassen. Wenn ich ja schon wieder von Ihrer mittheilenden Güte Gebrauch mache und Sie berauben soll, so versichre ich Sie wenigstens beim Himmel, daß mir jetzt doch nichts auf der Welt willkommener und so recht à propos hätte sein können.

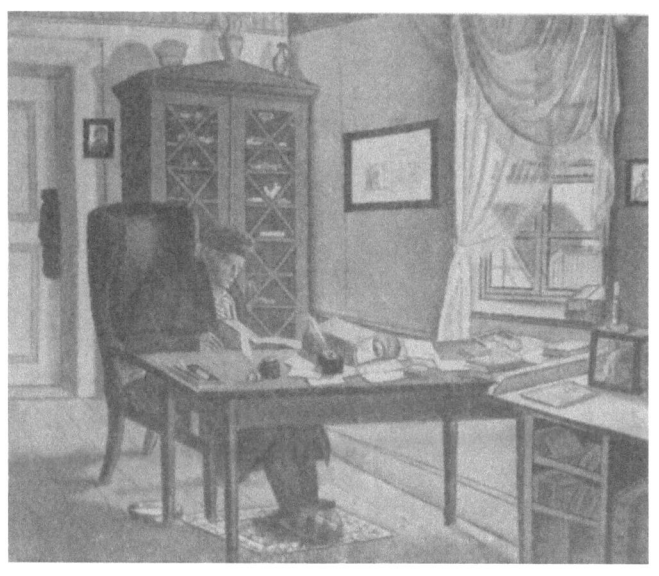

Johann Friedrich Blumenbach
auf seiner Studierstube in Göttingen.

Ich bin doch weiß Gott *né coeffé*. Eben da ich jetzt *totus quantus* über den Ursprung der Mißgeburten brüte, kommt mir die erwünschteste Gelegenheit zur anschauenden Erkenntniß zusammen! Der Stallmeister schickt mir einen einäugigen gar mißgestalteten Lammskopf. Auf meinem Hofe läuft ein dreibeiniger junger Bock, dem das ganze linke Hinterbein, sogar das linke Hüftbein fehlt, der aber sonst frisch und munter ist; es hat ihn mir ein Auditor aus Mohringen geschickt. Die Hand wäre mir aber weit wichtiger, weil ich gerade über *Morands* Abhandlungen über die 6fingrigen Monstra allerhand Scrupel hege. Bester, theuerster Freund!

Ewig Ihr
Blumenbach.

Justus Christian Loder

Zu Riga geboren, studierte er in Göttingen und erhielt mit 25 Jahren die Professur der Anatomie, Chirurgie und Hebammenkunst in Jena, wo er bis 1803 blieb. In diese Zeit fällt sein Verkehr mit Goethe, der ihn schon 1781 „das geschäftigste und geselligste Wesen von der Welt" nennt. Loder demonstriert ihm Osteologie und Myologie an zwei Leichen, „die wir denn auch abgeschält und ihnen von dem sündigen Fleische geholfen haben". 1794 läßt sich Goethe mit der Lehre von den Bändern, dem Teil der Anatomie, „der durch eine besondere Verrücktheit der medizinischen Jugend" vernachlässigt wird, bekannt machen. In Loders Hallenser Zeit sitzt Goethe neben dem Freund und lauscht den Vorträgen Galls. Auch in Loders Königsberger und besonders in seiner Petersburger und Moskauer Zeit steht er mit Goethe in ständiger Verbindung und berichtet ihm über die Einrichtung der neuen Hospitäler. Außerdem baute Loder dort ein neues anatomisches Theater, hielt dort unentgeltlich Vorlesungen. Er starb im selben Jahr wie Goethe (1832).

Halle, den 8. August 1805.

An Paulus:

. . . Goethe war fast zwey Wochen hier, um Gall zu hören, dessen Vortrag er äußerst aufmerksam anhörte, welches Wolf auch that. Beyde stimmen sehr für Gall und dieses thut *nun* auch Reil, der Anfangs sein Gegner war. Ad *vocem Gall,* muß ich Ihnen doch etwas von meinem hiesigen Aufenthalt etc. erzählen Nachdem er in Torgau gewesen war und das dortige große Zucht- und Waysen-Haus (wohin auch ich auf die Einladung des Geh. FinanzR. v. Wagner gegangen war) gesehen hatte, kam er den 7. Jul. hieher. Ich logirte ihn und seinen Begleiter D. Spurzheim, in mein Haus, um ihn und seine Lehre recht genau kennen zu lernen. Er las hier vom 8ten an 12 Tage, Abends von 6 bis 8 Uhr, in einem großen Saal eines Gasthofes Er hatte etliche und 80 Bezahler (a einen fr. d'or) und etliche 40 gratuites. Keinem schlug er ein Frey-billet ab. Unter seinen Zuhörern waren etwa 12 Professoren, einige praktische Ärzte, ein Paar Officiere, einige andere Honoratioren, mehrer Fremde von Lauchstädt pp *nur* einige von 40 Studenten (von 800 und darüber die hier sind) und darunter etliche und 20 Mediciner (von 100 und darüber) hatten subscribirt, ohnerachtet Galls Ankunft lange zuvor bekannt gemacht worden war. / *Incidenter!* Daß der Geist des Studiums und des Forschens nach neuer Weisheit bey unsern Studenten nicht herrschend ist, werden Sie schon aus diesem Pröbchen ersehen. Nicht einmahl der allgewaltige Ruf einer so neuen Lehre konnte viele von unseren Studenten bewegen, einen Louisdor dran zu spendieren — die Hälfte von dem, was Gall in Berlin, Dresden und Leipzig erhielt! Es wären vielleicht nicht 10 Mediciner hineingegangen, wenn *ich* nicht wiederholt davon im Collegio gesprochen hätte. In *Jena* ging es anders. Gall reiste nur durch und eilte nach Weimar, um Wieland zu sehen. Ich empfahl ihm auf der Durchreise an Griesbach, welcher einige Professoren dazu einlud. In Zeit von drey Tagen waren 84 bezahlende Subscribenten à 1 Ld'or zusam-

53

men; man bat Gall von Weimar wieder nach Jena zu kommen, er that es und las 6 Tage lang auf dem Rosensaal, täglich 4 Stunden, vor etwa 120 Zuhörern, unter welchen die Herzogin Amalie, Wieland, Einsiedel pp waren, die deßhalb solange nach Jena gingen. Der Hof war damahls noch in Eisenach. — Also 84 Bezahler in Jena und etwa 40 gratuite! Und dieß auf einer Universität, wo kaum $1/_3$ soviel Studenten sind, als hier, und zwar hauptsächlich arme! — Daß Reichardt, Schnaubert, Gruner, Augusti, Hennings, Georg nicht dabey waren können Sie leicht denken! Schmidt war im Bade zu Bibra, Hegel fehlte auch ob er gleich in Jena war, sowie *Seebeck*! — Ich komme nach dieser Episode wieder auf Gall. Sein Vortrag ist frey und fließend, aber nicht logisch geordnet auch mit unter weitschweifig und enthält manche *Excursus*, die wegbleiben könnten; er ist aber höchst interessant, voll feiner treffender Beobachtungen, und die scharfsinnige Zusammenstellung von factis ungemein belehrend und überzeugend. Er zeigt dabei viele sehr interessante Schädel von Menschen und Thieren auch Wachsabgüsse von Gehirnen vor. Seine Entdeckungen in der Anatomie des Gehirns sind stupend wichtig; bey weitem das Wichtigste, was seit Jahrhunderten darüber gesagt worden ist. Ich habe nun schon 11 Menschen- und 20 Thier-Gehirne untersucht, und finde das Mehreste bis zur Evidenz erwiesen; das Übrige wird mir immer wahrscheinlicher, und soll von mir noch genauer untersucht werden. In Absicht der Schädellehre bin ich überzeugt, daß man vorstehende Geistesfähigkeiten und solche Gemüths-Eigenschaften aus äußeren Merkmalen am Schädel erkennen kann. Diese Lehre ist aber noch in der Kindheit. Was Walter *gegen* Gall geschrieben hat, ist absurd. Ich bin von vielen, und selbst von Berlin aus, aufgefordert worden, meine Meynung über Galls Lehre zu sagen, und werde es auch in einer eigenen Schrift thun, aber erst zu Michael, weil ich, um gründlich zu entscheiden, noch mehr Beobachtungen und selbst mancherley Versuche an lebenden Thieren machen will. Daß meine Schrift zu Gunsten Galls ausfallen wird, können Sie nun leicht erachten. Wollen Sie etwas kurzes und doch recht gutes und meist richtiges über Gall lesen, so empfehle ich Ihnen folgende Schrift: ,,Darstellung der Gallschen Gehirn- und Schädel-Lehre von Bischoff, nebst Bemerkungen von Hufeland. Berlin 1805."

Unmittelbar den Tag nach dem Schlusse von Galls Vorlesungen trat *Steffens* in eben demselben Saal auf, nachdem er allen Studenten, die Gall gehört hatten, Freybillets ausgestellt und die Professoren pp. dazu eingeladen hatte. Dieß that er wol, um auch *Goethe* zum Zuhörer zu haben; dieser aber war so klug, ihm auszuweichen und Abends zuvor nach Lauchstädt zurückzufahren. Ich habe ihn nicht hören mögen, Wolf aber und andere sind honoris causa zweymahl da gewesen; dreymal hat er von 6—7 gelesen. Er hat *naturphilosophisch* die Schädel-Lehre beleuchtet und gänzlich verworfen, sogar sie unmoralisch gefunden. (Als ob bey *physischen* Untersuchungen von *Moralität* die Rede seyn dürfte! Heilige Logik, bitte für Steffens!) Ich habe noch keinen gesetzten Mann davon sprechen hören, der nicht den Unsinn von St. laut getadelt hätte. Der Mensch warf sich ungebeten zum Lehrer von ganz Halle auf! So eine Arroganz und Impertinenz kann nur ein Naturphilosoph soit-disant haben! Er hat tolles Zeug vorgebracht, und zwar in einer Sprache, die niemand verstand welche aber doch unsere Studenten angestaunt und hochgepriesen haben. Lustig ist es, diesen Menschen über allerley Dinge, von welchen er doch gar nichts versteht, z. E. Anatomie, Astronomie, höhere Mathematik, im decisivesten Tone sprechen zu hören. So machte er kurzem in meiner Gegenwart

Newton als einen Stümper, Erzignoranten und elenden Menschen herunter! Er, Schelling, Tieck, Jakob Böhm und allenfalls Goethe: das sind die, welche bey ihm alles in allem sind. — Doch genug von ihm! Es ist Schade um seinen Kopf.

Aus einer Tischrede von St. vor kurzem, wo er gewaltig verächtlich von Marcus sprach, schließe ich, daß Marcus und Schelling zerfallen seyn müssen. Wissen Sie nichts davon? Das wäre ja arg, wenn diese Freundschaft von so kurzer Dauer gewesen wäre! Wessen System wird denn nun M. annehmen? — Sie haben dort Kilians Schrift: „Meine Zurückberufung nach Franken" gelesen? Was sagen Sie dazu?

Empfehlen Sie mich der holden, lieben, geistreichen, und — wenn Sie mirs nicht übel nehmen — angebeteten kleinen *Muter* und der schönen Tochter; küssen Sie in meinem Namen das Schnüfelchen, gelegentlich grüßen Sie auch den *reichen Erben*. Ich bin seit acht Tagen wieder als Strohwittwer, weil meine Frau nach Göttingen gereist ist, von wo sie in 14 Tagen zurückkommen und meine Oldenburger Tochter mit ihrem Kinde — thun Sie die Zipfelmütze ab und bücken sich tief vor dem *Großvater*! — zum Besuch herbringen wird. Ich bedarf jetzt des Trostes in meinem Elend; schreiben Sie mir daher doch bald und recht viel Tröstliches. Leben Sie wohl, seien Sie herzlich umarmt und bleiben Sie mir gewogen!

Immer der Ihrige,

L (oder)

N. S. Hufeland, Niethammer und Stahl grüßen Sie und teilen Ihnen etwas von Gall mit.

Jean Nicolas Corvisart

Geboren am 15. Februar 1755 in Dricourt (Départ. Ardennes), gestorben am 18. September 1821 in Paris. Er wurde 1794 Professor an der medizinischen Klinik in Paris, gab aber die Stelle später auf. 1807 erschien ,,Essai sur les maladies et les lésions organiques du coeur et des gros vaisseaux" und gleichzeitig wurde Corvisart Leibarzt Napoleons I. und Baron des Kaiserreichs; 1808 gab er heraus: ,,Nouvelle méthode pour reconnaître les maladies internes de la poitrine par la percussion de cette cavité par Auenbrugger . . . ouvrage traduit... et commenté", durch die die Auenbruggersche Methode der Perkussion erst bekannt wurde, die Corvisart besonders bei Untersuchung des Herzens anwandte. Aus seiner Schule ging Bayle und Laennec hervor. Corvisart war einer der genialsten Diagnostiker, mit jenem intensiven Blick begabt, den er nach seinem eigenen Bekenntnis der methodischen Ausbildung seiner Sinnesorgane verdankte, deren gegenseitige Unterstützung ihm für die Prüfung und Berichtigung der Diagnose unerläßlich erschien. Für seinen diagnostischen Scharfblick spricht die Äußerung, die er vor einem Gemälde tat: ,,Si le peintre a été exact, l'original de ce portrait est mort d'une maladie du coeur." Und Corvisarts Diagnose stimmte.

An?

Je suis infiniment sensible, monsieur, à la promptitude avec laquelle vous cherchez a réparer un tort que nous avons cru, M. Philip et moi, que vous aviez. Nous avons indiqué au malade que nous traitons l'électricité, comme nous prescrivons tous les jours des remèdes à l'efficacité desquels nous ne croyons pas, mais, *dans les cas déséspérés nous devons encore abuser des malades*; cette ressource est prise dans les principes de l'humanité, c'est la seule circonstance dans laquelle il me soit jamais arrivé de tromper ceux qui me donnent leur confiance.

Nous avons donc pensé à l'électricité, non pour les compromettre mais ne sachant pas mieux. *Tous les bons remèdes ne perdent pas leur véritable mérite, pour avoir été inutilement employés.*

Quant aux choses honnêtes, que vous m'adressez personnellement, monsieur, je n'ose pas vous en remercier, parce que je ne me flatte pas assez pour croire les mériter; mais vous rendez justice à mes intentions

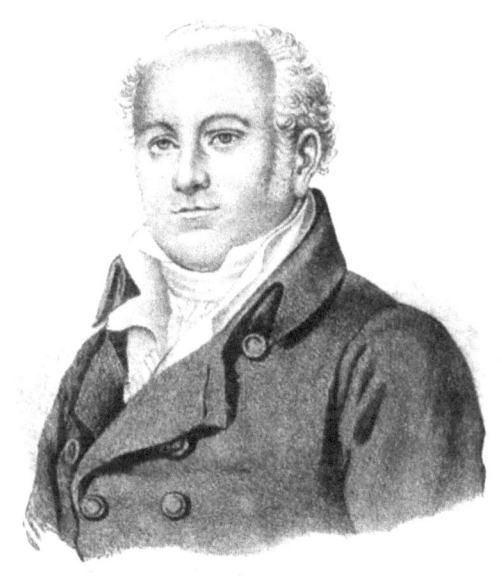

Jean Nicolas Corvişart.

pures, à ma conduite franche; c'est sous ces rapports que je m'efforce de fonder mon existence civile et médicale, et j'avais à coeur que vous me rendissiez, à cet égard, la justice, que je travaille par toutes mes actions à obtenir, et que vous êtez disposé à me rendre. J'espère que vous ne voyez pas d'une autre manière notre explication avec vous. Si nous nous fussions trouvés en présence, nous vous aurions convaincu que nous pensions comme vous, et j'aurais eu l'occasion de vous assurer de vive voix des sentiments d'estime et de considération avec lesquels j'ai l'honneur d'être,
Monsieur,
Votre très humble et obéissant serviteur.
6 juillet [vor 1810].   Corvisart.
A Monsieur le Dru fils.

Philippe Pinel

Geboren den 11. April 1755 in St. Paul bei Lavaur, gestorben den 26. Oktober 1826 in Paris. — Sohn eines Arztes, studierte zuerst Theologie und erst vom dreißigsten Jahr an (1785) Medizin in Toulouse und Montpellier. Er lebte dann in Paris mit wissenschaftlichen Arbeiten beschäftigt. Die Geisteskrankheit einer seiner Freunde veranlaßte ihn, sich der Psychiatrie zuzuwenden. 1792 war Pinel Officier municipal und in dieser Eigenschaft zur Aufrechterhaltung der Ordnung bei der Hinrichtung Ludwigs XVI. zugegen, die am 21. Januar 1793 stattfand; er berichtet darüber an seinen Bruder. Vom Herbst 1793 bis April 1795 war Pinel Arzt am Bicêtre, dann an der Salpêtrière und zuletzt Professor der Pathologie an der École de Paris. — Pinel sagte: „Eines der Menschheit schädlichsten Vorurteile, und welches vielleicht die beweinenswerte Ursache ist, daß man die Wahnsinnigen beinahe überall aufgibt, ist dies, daß man das Übel für unheilbar hält." Demzufolge ertrotzte er von dem Konvent die Befreiung der Irren von den Ketten und von der Gemeinschaft mit den Verbrechern. So wurde er der **Begründer der modernen Irrenbehandlung.**

An seinen Bruder: Paris, 21 janvier 1793.
Je ne doute pas que la mort du Roi ne soit racontée diversement, suivant l'esprit du parti, et qu'on ne

défigure ce grand événement soit dans les journaux, soit dans les bruits publics, de manière à dénaturer la vérité. Comme je suis ici à la source et que, éloigné par principe de tout esprit de parti, j'ai trop appris le peu de cas qu'il fallait faire de ce qu'on appelle *aura popularis*, je vais te rapporter fidèlement ce qui est arrivé.

C'est à mon grand regret que j'ai été obligé d'assister à l'exécution en armes, avec les autres citoyens de section et je t'écris le coeur pénétré de douleur et dans la stupeur d'une profonde consternation.

Louis, qui a paru extrèmement résigné à la mort par ses principes de religion, est sorti de sa prison du Temple vers les neuf heures du matin et il a été conduit au lieu du supplice dans la voiture du maire, avec son confesseur et deux gendarmes, les portières fermées.

Arrivé près de l'échafaud, il a regardé, avec fermeté, ce même échafaud et dans l'instant, le bourreau a procédé à la cérémonie d'usage, c'est-à-dire qu'il lui a coupé les cheveux, qu'il a mis dans sa poche, et aussitôt Louis est monté sur l'échafaud. Le roulement d'un grand nombre de tambours qui se faisaient entendre et qui semblaient apostés pour empêcher le peuple de demander grâce, à été interrompu d'abord par un geste qu'il a fait lui-même, comme voulant parler au peuple assemblé; mais à un autre signal, qu'a donné l'adjudant du général de la garde nationale, les tambours ont repris leur roulement, en sorte que la voix de Louis a été étouffée et qu'on n'a pu entendre que quelques mots confus, comme: „Je pardonne à mes ennemis, etc." Mais en même temps, il a fait quelques pas autour de la fatale planche où il a été attaché, comme par un mouvement, ou plutôt par une horreur si naturelle à tout homme qui voit approcher sa dernière fin, ou bien par l'espoir que le peuple demanderait sa grâce, car quel est l'homme qui n'espère pas jusqu'aux derniers moments?

L'adjudant du général a donné ordre au bourreau de faire son devoir et, dans l'instant, Louis a été attaché à la fatale planche de ce que l'on appelle la guillotine, et la tête a été tranchée, sans, qu'il ait eu presque le temps de souffrir, avantage qu'on doit du moins à cette machine meurtrière qui porte le nom d'un medecin qui l'a inventée. Le bourreau a aussitôt retiré la tête du sac où elle s'engage naturellement et l'a montrée au peuple. Aussitôt qu'il a été exécuté, il s'est fait un changement subit dans un grand nombre de visages, c'est-à-dire que d'une sombre consternation, on a passé rapidement à des cris de: Vive la nation! du moins la cavalerie, qui était présente à l'exécution, et qui a mis ses casques au bout de ses sabres.

Quelques citoyens ont fait de même, mais un grand nombre s'est retiré, le coeur navré de douleur, en venant répandre des larmes au sein de sa famille.

Comme cette exécution ne pouvait se faire sans répandre du sang sur l'échafaud, plusieurs hommes se sont empressés d'y tremper, les uns, l'extrémité de leur mouchoir, d'autres, un morceau de papier ou toute autre chose, pour conserver le souvenir de cet événement mémorable, car il ne faut pas se livrer à des interprétations odieuses.

Le corps a été transporté dans l'église Sainte-Marguerite, après que des commissaires de la municipalité, du département et du tribunal criminel ont eu dressé le procès-verbal de l'exécution. Son fils le ci-devant Dauphin, par un trait de naïveté qui intéresse beaucoup en faveur de cet enfant, demandait avec instances, dans son dernier entretien avec son père, d'aller l'accompagner pour demander sa grâce au peuple . . .

Franz Joseph Gall

Geboren am' 9. März 1758 in Tiefenbronn bei Pforzheim, gestorben am 22. August 1828 auf einem Landgut bei Paris. — In Straßburg studierte Gall Medizin, später in Wien, wo er promovierte und praktischer Arzt war. Von 1796 ab trug er seine Gehirn- und Schädellehre in Privatvorlesungen vor, bis sie dort 1802 verboten wurden. Daher bereiste Gall von 1805—07 Deutschland: In Berlin interessierte sich Hufeland für ihn, in Halle war Goethe sein eifriger Zuhörer, wie der Brief an Schillers Jugendfreund Streicher beweist, und in Göttingen gewann er Blumenbachs Teilnahme. In Paris fand Gall weniger Gegenliebe. — Besteht auch von Galls Organenlehre wenig mehr zu Recht, so verdanken wir ihm die grundlegende Entdeckung, daß die Psyche in der großen Substanz der Großhirnrinde ihr Organ besitzt. Und vorahnend hat Gall daran die Vermutung geknüpft, daß ,,das Seelenorgan nicht ein einfaches, sondern ein dem komplizierten Aufbau unseres Geistes entsprechend zusammengesetztes sei". In seiner vermutungsweise ausgesprochenen Irrlehre lag schon der erste Keim für die moderne Lokalisationslehre des Gehirns.

An J. Andreas Streicher:

Kopenhagen, d. 15. October 1805.

... Als ich nach Halle kam, wartete schon Göthe auf mich, er war in der Absicht dahin gereist, obschon er sich sehr übel befand. — Er war mein eifrigster Zuhörer, und diese Ehre wurde mir sehr beneidet. Noch obendrein mußte ich ihm öfters eigene Vorlesungen zu Hause geben, damit wir ja mit unsern wechselseitigen Ideen recht vertraut werden sollten. Er bestätigte häufig meine Sätze mit seiner eigenen Erfahrung, und war überaus glücklich bey dem Übergang meiner Aufschlüsse über die bestimmten Eigenschaften des Geistes etc. Unsere Gemüthe schmolzen recht oft so ganz inniglich zusammen. Wir sahen und verließen uns nie, ohne uns herzlich zu umarmen. Es ist aber auch wahr, Göthes Kopf ist ein göttlicher Kopf, was es vorragt, wie edel es sich hinwölbt, wie sichs zum Bild eine Jupiters eignet — ach *Streicher*, bey solcher Erscheinung möchte ich mir selbst Weihrauch streuen und mir zurufen, ach du seeliger Gall! So hat Gott überall eine leserliche Hand geschrieben, aber nur wenige sind eingeweiht, diese Hand zu lesen können. — Weil ich anfänglich glaubte, daß ich in Weimar nicht lesen würde, so kam die Herzogin Mutter mit ihrem

Franz Joseph Gall: Rezept.

Hofstaate und mit *Wieland* nach Jena, und hielten sich während den ganzen Kurs da auf[1]). *Wieland* ist das liebenswürdigste Wesen in der Welt, ehrwürdig durch sein hohes und schönes Alter, anbetungswürdig durch

---

[1]) Vgl. Carl Ludwig Fernow's Leben, herausg. von Johanna Schopenhauer. Tübingen 1810, S. 348 ff.

seine edle Stirne und durch seine naive Simplizität.
Wir speisten täglich beysammen, und fuhren immer
in einem Wagen. Wir hatte also Gelegenheit uns zu
durchdringen. Hundertmal ergriff er mich bey der
Hand, schüttelte sie mir unter dem Ausdruck, du herrlicher Mann! ach warum kannst du nicht bey uns
bleiben! — mit Thränen in den Augen mußten wir
scheiden — und unter diese Thränen mischten sich die
Thränen der vortrefflichen Herzogin. Überhaupt war
dieser Aufenthalt in Weimar höchst angenehm. *Wieland* und *Göthe* sprachen mit gleich heißem Enthusias-
mus von *Schillern* ihrem so werten Freunde. Auch
von meiner göttlichen Gabe sprach man mit hoher
Verehrung, und die Herzogin hat ihr in ihren Lust-
garten an einem recht heimlichen Orte ein Denckmahl
errichtet. Schwerlich wird jemand so glücklich seyn,
mit den ausgewählten Menschen von allen Classen so
vertraut zu werden wie ich. Keinem Kaiser könnte
man mehr Achtung und Zudringlichkeiten bezeugen.
Ich muß daher unserm Zeitalter volle Gerechtigkeit
widerfahren lassen, daß es mich weit über meine Verdienste und zwar noch zu Lebzeiten belohnt hat. Dies
soll mir aber auch ewig zur Aufmunterung dienen,
-nie etwas anderes als wohlthätige Wahrheiten zu suchen
und diese nicht in die Stuben der Gelehrten sondern
in die Herzen der gesamten Menschheit zu vergraben. —

An Senator Brentano:

[Paris, Mai 1827.]

Tausend Dank für die herrliche Büste von dem
großen *Goethe*. Belieben Sie mir zu sagen, was ich
Ihnen — dafür schuldig bin. So einen Mann kann
der Erforscher der Organe des Gehirns nicht zu theuer
bezahlen. Auch Ihre gütige vielseitige Bemühungen
sind nur Beweise, daß Sie ebensoviel Werth darauf

63

legen und folglich auf meine wärmste Erkenntlichkeit rechnen müssen. Erlauben Sie mir nun einige Bemerkungen zu machen. Als ich das Glück hatte, *Goethe persönlich* in Weimar kennen zu lernen, schien mir sein Kopf größer als nun die Büste ist. Hat etwa der Künstler aus Vorurtheil, daß große Köpfe außer allem Verhältnis mit dem Körper denselben *verkleinern* zu müssen geglaubt? So versuchen die französischen Bildhauer mit dem Kopf des *Voltaire* und von *Napoleon* — oder hat vielleicht, was nicht selten geschieht, das hohe Alter das Seelenorgan und seinen Behälter in engere Grenzen zurückgewiesen? Ebenso fiel mir damahls die seltene große länglicht, eine umgekehrte Pyramide vorstellende Erhabenheit auf dem oberen mittleren Theile der Stirne sehr auf. Auch diese Erhabenheit erscheint jetzt auf der Büste in verkleinertem Maßstabe. So sehr also diese Büste, den Gesichtszügen nach zu urtheilen, ein reiner Abguß zu sein scheint, so fürchte ich doch, daß manches daran durch die übel verstandenen Begriffe von Schönheit *verkünstelt* worden sein möchte. Über die Seitentheile ober den Schläfen kann ich nicht urtheilen — aber ich habe diese Stellen breiter vermuthet. Da sich also der kostbare, in Jahrtausenden nicht wieder zum Vorschein kommende Mann nicht mehr entschließen will, sich genau ungekünstelt abgießen zu lassen, so bitte ich Sie, theuerster Herr Senator, sich genau um all die Umstände zu erkundigen, und mir gewissenhaft Auskunft darüber zu geben. — Ich werde zwar höchst wahrscheinlich vor *Goethe* von dieser Welt abtreten, da es aber nicht um mich, sondern über die *Bestätigung der Lehre* über die *Verrichtungen des Gehirns* zu thun ist, so beschwöre ich Sie, alle Umgebungen des einzigen Genies zu bestechen, daß womöglich der Kopf der Welt *in Natura* aufbewahrt bleibt, oder wenigstens, wenn dieser Vorschlag die Seinigen empören sollte, daß nach dem Tode der Kopf geschoren und ganz, sowohl von hinten als von vornen in Gips abgegossen werde. Für die Erhaltung *meines* Schädels habe ich gesorgt. Es ist dieses vielleicht aus Eigenheit die erste Verfügung in meinem Testament; wenn ich Zeit habe, sie zu vollenden, so wird man in meiner von mir selbst geschriebenen *Lebensgeschichte* Aufschluß über alle Erhabenheiten und Ebenen und Vertiefungen desselben finden. Thäten dies nur *hundert* Menschen oder hätten dieses *Homer, Ovid, Virgil, Tacit* und *Bacon* usw. gethan, so müßte alle Welt vor der Physiologie des Gehirns verstummen. — Hier in Paris macht man jetzt in allen Akademien Sammlungen von Menschen- und Thierschädeln oder Abgüssen, und die im Anfang meiner Erscheinung so laut über den „Charlatan" geschrien haben, finden sich genöthigt, seinen treuen unläugbaren Beobachtungen zu huldigen! In England bestehen überall große, zahlreiche Gesellschaften, die sich mit diesen Untersuchungen abgeben oder Erfindern Gerechtigkeit widerfahren lassen. Bis nach Kalkutta wird die Lehre gepredigt. Sie sehen also Theuerster, daß ich mich für berechtigt halten kann, auf ausgezeichnete Köpfe, worunter ich auch den Ihrigen zähle, Anspruch zu machen. Meine Sammlung vergrößert sich täglich, und wenn es mein Beutel erlaubte, so würden meine Anhänger von allen Seiten zu tausenden liefern — aber ich habe für mich allein schon zuviel gethan. Meine Knochen wollen das Stiegensteigen nicht mehr vertragen. Es ist also Zeit, seine Pfennige zusammen zu halten.

                            Ganz der Ihrige
                                        Gall.

Rue St. Honoré Nr. 327.

Johann Christian Reil

Geboren zu Rhaude in Ostfriesland am 28. Februar 1759, wurde er 1788 Direktor der medizinischen Klinik in Halle, wo er als Gelehrter und Lehrer einen bedeutenden Einfluß übte[1]). Wie der Brief an Oken lehrt, lehnte er einen Ruf nach Freiburg ab, um 1810 den Lehrstuhl der klinischen Medizin in Berlin zu übernehmen. Indes erlag er während des Krieges 1813, als er mit der Leitung der Kriegsspitäler betraut war, selbst dem Typhus und starb in Halle am 22. November 1813. Goethe, der öfter seinen Rat erbat, hat ihm 1814 in dem Festspiel: „Was wir bringen" ein dauerndes Denkmal gesetzt. Zwischen Reil und Hufeland bestand in Berlin ein gewisser Antagonismus, so daß die höher philosophisch gebildeten Schüler Reils sich als die „Sonnenkinder" und Hufelands Jünger sich als „Erdenkinder" betrachteten.

An Autenrieth:

Halle, den 22sten Februar 1807.

Doch wünschte ich, daß Sie uns eine Abhandlung über den Zusammenhang des vegetativen und animalischen Lebens lieferten. Die Aufgabe mag nicht die leichteste seyn, und ich finde in derselben das Problem, was noch keine Naturphilosophie gelöst hat, wie man von der Idee zur Materie komme? Warum ist das bewegende Leben nothwendig an das bildende gebunden, dieses die Basis von jenem? Wie pflanzen sich Metamorphosen der vegetativen Sphäre auf die animalische fort, und umgekehrt, wie können Emotionen der Seele auf den Zustand des Körpers wirken? Ich finde hier den Gegensatz von Kraft und Stoff, von Leib und Seele, von Thätigkeit und Seyn, von Subjectivität und Objectivität. Und endlich gesetzt, wir sehen das Materielle der Organisation als eine fixirte Thätigkeit an, die immerhin in dem Leben und durch dasselbe frei wird, das Leben also zwischen Bindung und Lösung der Materie schwebend, warum kann dieses Wechsel-

---

[1]) Im Sommer 1809 stand Wilhelm Grimm dort in Reil's Behandlung, die er in Briefen an seinen Bruder Jacob genau beschreibt (hsg. von H. Grimm u. G. Hinrichs. Weimar 1881, S. 74 ff).

spiel nicht innerhalb des Organismus selbst fortdauern und permanent seyn? Warum muß immerhin durch die Alimentation frische Materie eintreten, die alte durch die Excretion ausgestoßen werden?

Sollte nicht der letzte Gegensatz, durch welchen zunächst und unmittelbar die Action hervorgeht, immer im Organismus liegen, und das absolut Äußere blos nur jenen Gegensatz sollicitiren? der Organismus also nur relative Totalität seyn, sich selbst reizen, und dem Reiz reagiren, also alles in sich haben und aus sich produciren? Sollte nicht das Vegetative und Animalische, Thätigkeit und Stoff, sich gegenseitig als Reiz und Gereiztes zu einander verhalten, so daß bald das Subjective das Objective, bald das Objective das Subjective erregt, z. B. in dem Gegensatz der Muskelbewegung durch den eigenmächtigen Einfluß?

An Reil's Tochter:

Demoiselle Rieke Reil in Halle.

[o. J. u. o. D.]

Liebes Kind! Ich bin mit Deiner Mutter glücklich in den frankischen Kreis angekommen. Bey unserer Rückkunft werden wir Dir und Deinen Geschwistern[1]) wohl viel Neues erzählen, auch etwas Schönes mitbringen. Nimm Dich in Acht, daß Du Deiner Gesundheit nicht durch Erkältung oder Diätfehler schadest. Grüße Deine Geschwister, vertragt Euch auch schwesterlich. Das wird mir und Deiner Mutter wohlgefallen.

Dein Dich liebender

Vater Reil.

---

[1]) Reil hatte zwei Söhne und vier Töchter; die Gatten derselben waren später v. Scheele, Krukenberg, Kieser und Blume.

An Oken:
Halle, 30. Januar 1809.
Diese Antwort auf Ihr Schreiben ist die Sprache meines Herzens, in demselben keine Falte, die Ihnen etwas verbirgt. Ich halte Sie, wie mich, für einen ehrlichen Mann und fürchte daher nicht, daß Sie von dem Gesagten irgend etwas zu meinem Nachtheil gebrauchen oder den Inhalt dieses Briefes einem anderen mittheilen werden.

Ich bin an Halle durch unendlich viele Fäden geknüpft ... Freilich wünschte ich meinen Verlust durch den Krieg repariren und in der Folge so fort leben zu können, wie ich bis jezt gelebt habe. Dies würde ich in Moskau und Berlin können, wohin ich einen Ruf habe. Berlin zieht mich noch außerdem in anderer Hinsicht; ich habe Hoffnung, daselbst die Direktion der medizinischen Schule zu bekommen; und dies ist mein höchster Wunsch, an einer Schule lehren zu können, die ihren Namen verdient. Übrigens ziehe ich das südliche Deutschland vor, hasse aber die Nachbarschaft desselben.

Doch wenn ich auch von allen diesem absehe, so kann ich Ihre Anfrage nicht eher in ernstliche Überlegung nehmen, bevor ich nicht über einige Fragen bestimmte Gewißheit habe ... Dann muß ich Ihnen noch sagen, daß die besten Jahre meines Lebens dahin sind. Als Lehrer werde ich nicht soviel mehr wirken können. Aber eine medizinische Schule zu organisiren, wie noch keine ist und die von allen Weltgegenden besucht werden muß, das hoffe ich noch leisten zu können! Dazu gehörte dann aber, daß ich das Ohr des Curators hätte.

Auf Moskau werde ich wahrscheinlich renonciren, über die projektirte Universität in Berlin muß ich erst bestimmtere Nachricht haben als ich sie jezt noch habe. Könnte daher die Besetzung der Stelle in Freiburg noch einige Zeit verzögert werden, ich in der Zeit den Ort einmal sehen, mich von der Lebensweise unterrichten und den Curator selbst sprechen, so würde ich bald im Stande sein, auf Ihre Anfrage eine bestimmtere Antwort zu geben.

Ihren Aufsaz über den Kreislauf des Blutes habe ich mit ungemein vielem Vergnügen gelesen und werde nächstens Ihnen besonders über denselben schreiben. Zu dem jezigen Heft des Archivs war schon alles besezt, daher ich ihn in demselben nicht abdrucken lassen konnte.

Ich empfehle mich Ihnen mit ausgezeichneter Hochachtung.
Der Ihrige
Reil.

Christoph Wilhelm Hufeland

„Der im ärztlichen Fache so umsichtige und mit mannigfachem Talent der Behandlung und Darstellung begabte", wurde am 12. Aug. 1762 in Langensalza geboren, übernahm 1783 die Praxis des Vaters, der Leibarzt am weimarischen Hof war. Er hatte dabei Gelegenheit die Weimarer Größen nicht nur persönlich, sondern auch ärztlich kennen zu lernen. Seit 1743 war er Professor in Jena, wo bes. seine Vorlesung über die Makrobiotik oder über die Kunst, das menschliche Leben zu verlängern Anklang fand. Nach Jenners Entdeckung erkannte er bald den Wert der Schutzpockenimpfung. Seit 1800 war er in Berlin Leibarzt und erster Arzt an der Charité. Er war ein fruchtbarer, stilistisch sehr geschickter Schriftsteller. Sein letztes Werk: „Das Enchiridion medicum, oder Anleitung zur medizinischen Praxis", bezeichnet er mit Recht als ein „Vermächtnis einer 50 jährigen Erfahrung." Er starb den 25. August 1836.

An Kant: Jena, d. 12. Dec. 1796.

Wohlgeborner Herr
Hochzuverehrender Herr Professor,

Erlauben Sie, Verehrungswürdiger Mann, daß ich Ihnen ein Buch[1]) zuschicke, das Ihnen in mehr als

---

[1]) Die Kunst das menschliche Leben zu verlängern. Jena 1797. Diese Auflage war G. Chr. Lichtenberg, „seinem verehrtesten Lehrer und Freunde" zum öffentlichen Zeichen der aufrichtigsten Hochachtung und Dankbarkeit gewidmet.

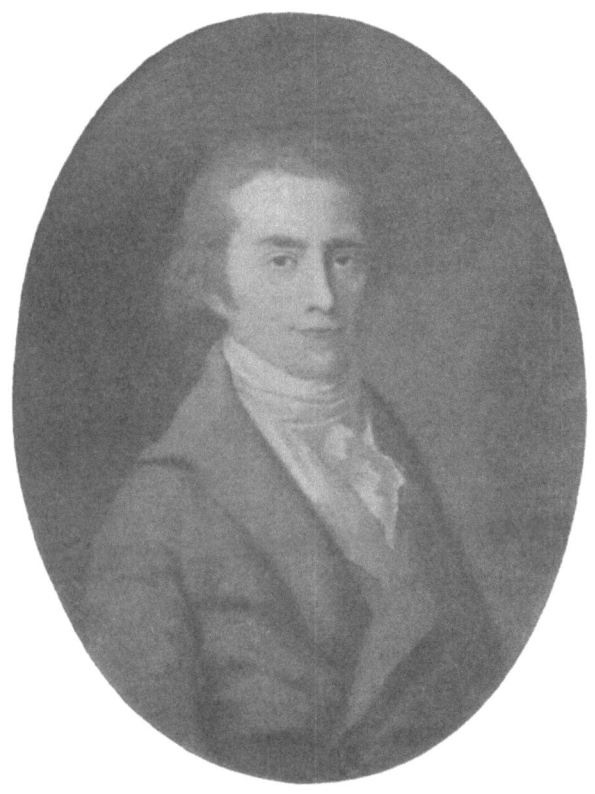

Christoph Wilhelm Hufeland.

einer Rücksicht zugehört, theils als einem der ehrwürdigsten Nestors unserer Generation, der nicht allein zeigt, daß man auch mit angestrengter Geistesarbeit alt werden, sondern daß man auch noch wirken und nützlich sein kann; theils als einem Manne, dem die Kenntniß des Menschen, die wahre Anthropologie so viel verdankt, und der sich um die Medizin selbst dadurch so viel Verdienst erworben hat, und gewiß noch mehr in der Zukunft erwerben wird.

Zugleich nutze ich diese Gelegenheit gern, um Ihnen meine innigste Verehrung zu bezeugen, und den Wunsch beyzufügen, daß Sie das neuste Beyspiel des höchsten Menschenalters mit fortwirkender Geisteskraft geben mögen, was bey einem solchen Vorrath und so harmonischer Wirksamkeit dieser Kraft wohl gehofft werden kann.

Glücklich würde ich mich schätzen, wenn Ihnen mein Bestreben, das Physische im Menschen moralisch zu behandeln, den ganzen, auch physischen, Menschen als ein auf Moralität berechnetes Wesen darzustellen und die moralische Kultur als unentbehrlich zur physischen Vollendung der überall nur in der Anlage vorhandenen Menschennatur zu zeigen ... nicht mißfallen sollte. Wenigstens kann ich versichern, daß es keine vorgefaßten Meynungen waren, sondern ich durch die Arbeit und Untersuchung selbst unwiderstehlich in diese Behandlungsart hineingezogen wurde.

Ich wiederhole nochmals meine besten Wünsche für die noch lange Erhaltung Ihres, jedem denkenden und fühlenden Menschen, so theuren Lebens, und bin mit der aufrichtigsten Verehrung

Ihr
gehorsamster Diener

D. Hufeland.

An J. Kant.

Jena, d. 30. Sept. 1747.

. . . Ew. Wohlgeb. haben mich mit der angenehmen Hofnung sehr erfreut, daß Sie geneigt wären, einen medizinischen Gegenstand zu bearbeiten, und zwar den so interessanten von der Macht des Gemüths über seine krankhaften körperlichen Empfindungen. Wäre es Ihnen doch bald gefällig und wegen anderer Geschäfte möglich! Denn eben in diesen psychologisch-medizinischen Gegenständen hat es noch so sehr an philosophischer Behandlung gefehlt, und wie viel würde sich nicht unsere Kunst noch nebenbey fruchtbare Bemerkungen und Aufschlüsse versprechen können! Ich wiederhole also nochmals im Namen des ganzen medizin. Publikums, das Sie sich dadurch verpflichten würden, die Bitte, dieser schönen Idee bald einige Stunden zu widmen, und füge noch den Wunsch bey, daß Sie dann die Güte haben, und den Aufsatz mir für das Journal der pract. Heilkunde überlassen möchten[1]), wo er am schnellsten im medizin. Publikum bekannt werden und zugleich diesem Journal zur großen Zierde gereichen würde.

Übrigens wünsche ich von Herzen, daß Gott, so, wie er Ihre Kräfte und Verdienste verdoppelt hat, auch Ihre Tage verdoppeln, und Ihnen ferner ein dauerhaftes Wohlseyn schenken möge. Lassen Sie mich ferner Ihrem Andenken empfohlen seyn.

Mit der größten Verehrung bin ich

der Ihrige

D. Hufeland.

---

[1]) Erschien dort, dann Jena 1798 mit Anmerkungen von Hufeland und Königsberg 1798 in Kants „Der Streit der Fakultäten in drey Abschnitten", S. 165—205.

An Goethe:
> Ew. Excellenz
> erlauben, daß ich Ihnen hier eine kleine Abhandlung über D. Galls neue Lehre[1]) übersende. Ich weiß zu gut, wie sehr Sie sich für alles, was Naturforschung ist, interessiren, und wie sehr Sie Kenner darinn sind, um nicht zu glauben, daß auch diese neue Ansicht des Gehirns Ihre Aufmerksamkeit auf sich ziehen werde, um so mehr, da HE. D. Gall gewiß nach Weimar kommen wird.
> Es ist mir viel werth, bey dieser Gelegenheit mein Andenken bey Ihnen zu erneuern, und die innigste Theilnahme versichern zu können, mit der ich die Nachricht von Ihrer Krankheit und von Ihrer Wiederherstellung vernommen habe. — Möge sie doch eben so dauerhaft seyn, wie sie der Wunsch eines jeden, und besonders der meinige, ist.
> Mit der tiefgefühltesten Verehrung bin ich
> Ew. Excellenz
> gehorsamster Diener
> Berlin, d. 1. Jul. 1805.   D. Hufeland.

An Goethe:
> Ew. Excellenz
> erlauben, daß ich Ihnen beigehende Blätter[2]), die ich willens war, Ihnen persönlich zu übergeben, nun schriftlich als ein kleines Andenken jener mir unvergeßlichen Stunde in Karlsbad übersende, oder vielmehr mir die Freude mache, jene Unterhaltung noch im Geiste mit Ihnen fortzusetzen. . . .

---

[1]) Gemeint ist: Bischoff, Darstellung der Gall'schen und Schädel-Lehre nebst Bemerkungen von Hufeland. Berlin 1805.
[2]) Atmosphärische Krankheiten und atmosphärische Anstekkung, Unterschied von Epidemie, Contagion und Infection, ein Beitrag zu den Untersuchungen über die Contagiosität des gelben Fiebers. Berlin 1823.

Doch ich möchte mich zu weit verlieren. — Möge die schöne Atmosphäre des Gebirgs mit seinen Heilquellen Ihre Gesundheit recht dauerhaft befestigt haben, und die jugendliche Rüstigkeit und Kraft, die ich wieder mit Freuden erblickt habe, eine neue Lebensperiode des Mannes begründen, der uns unentbehrlich geworden ist.
Mit der größten Verehrung
Ew. Excellenz
gehorsamster
Dr. Hufeland.
Berlin, den 3. Okt. 1823.

An ?

Berlin, 29. May 1823.
Ew. Wohlgeboren
danke ich verbindlichst für die gütige Übersendung Ihrer kleinen aber interessanten Schrift, in welcher mich besonders die darin geäußerten Grundsätze angesprochen haben. Sie haben vollkommen recht. Es herrscht jetzt die schlimmste aller Epidemieen, eine epidemische entzündliche Krankheit der Ärzte, eine wahre Phlogosomanie. Wie traurig ist das Schicksal unserer Kunst! Vor 20 Jahren herrschte allgemein Blutfurcht, jetzt Blutdurst. — Um so nöthiger, daß verständige Männer warnen.

Sehr angenehm wird es mir seyn, zuweylen Beyträge von Ihnen für mein Journal zu erhalten.
Hochachtungsvoll
Ihr
ergebenster
D. Hufeland.

Carl Asmund Rudolphi

Geboren den 14. Juli 1771 in Stockholm, gestorben den 29. Nov. 1832 in Berlin. — Er studierte 1790—94 in Greifswald besonders Botanik. In seinen Gedichten, die 1798 (Berlin und Greifswald) erschienen, findet sich z. B. ein „Lob des Billiards". 1810 wurde er dort ordentlicher Professor der Medizin. 1810 ging er als Professor Anatomie und Physiologie nach Berlin, wo er bis zu seinem Tode der eine ruhmvolle Tätigkeit entwickelte. Sein Nachfolger Johannes Müller hat ihm (Berlin 1837) eine Gedächtnisrede gehalten, in der er von ihm sagt: „Erinnere ich mich der freien heiteren ehrfurchtgebietenden Züge seines Antlitzes, des liebenswürdigen männlichen Ernstes mit dem Ausdruck der Energie und Wahrheit des Charakters, sehe ich alles dies in einem Bildnis von ihm wieder, so bin ich immer gerührt. In einer unedlen Stimmung würde ich mich scheuen das Bild des väterlichen Freundes zu betrachten und erinnere ich mich der edelsten Begegnisse meines Lebens, so fällt mir sogleich Rudolphi ein."

An Sömmering:
Greifswald, den 19. Febr. 1803.
Wohlgeborener Herr,
Hochzuehrender Herr Hofrath!

Meine Antwort auf Ihren mir sehr angenehmen Brief kommt spät, allein ich bin hierüber leicht zu entschuldigen. Ich habe voriges Jahr eine Reise durch einen Theil von Deutschland, durch Holland, Frankreich und die Schweiz gemacht. Gegen Schluß des Jahres kam ich erst nach einer vierzehnmonatlichen Abwesenheit zurück, so daß ich alle Hände voll zu thun hatte, da gleich meine Collegia anfingen, das anat. Theater meine Gegenwart forderte etc. Ich fand auch einen Ruf vor, nach St. Petersburg als Prof. der Botanik bei der kaiserl. Akademie der Wissensch. zu gehen, und mußte gleich an ein paar Abhandlungen denken, die ich jetzt beendigt habe, die eine *de praesenti botanices statu, die andere dubia contra Josephi Gall de organis in cerebro distinctis iisque cranii ope detegendis hypothesin.* Jetzt habe ich einen Tag Muße, und wende mich zur Beantwortung Ihres schätzbaren Briefes.

Ich betheure es Ihnen, daß ich Sie stets als den größten Anatomen geschätzt habe, und ich glaube auf jeder Seite meiner Abhandlungen sind davon Beweise ...

Wahrscheinlich gehe ich im Frühling nach St. Petersburg, ich kann bis jetzt meinen Abschied nicht erhalten, doch wird es wohl nicht lange mehr währen. Recht sehr wünschte ich mit Ihnen in schriftlichem Umgang zu bleiben, und kann ich Ihnen dienen, soll es mir stets und überaus Freude machen.

Ihr ergebenster
D. R. A. Rudolphi.

An Heinrich Bethmann in Teplitz:

Berlin, August 16. 1815.

Mein theuerster Bethmann!

Ich weiß nicht, wo ich beginnen soll, um Ihnen das Schrecklichste zu melden, das Sie treffen konnte. Das herrlichste Weib[1]) Ihnen so früh entrissen! Noch am Sonnabend (den 13.) Mittag war ich mit Minna[2]) bei Ihrer Gattin im Garten, und sie scherzte ganz heiter, am Sonnabend Abend klagt sie über Ohrenschmerz, schon am Montag war sie betäubt, heute Morgen ein viertel Uhr nach Mitternacht entschlief sie. Das alte Übel, wovon wir oft sprachen, noch am Tage vor Ihrer Abreise nach Töplitz, scheint früher den Weg zum Gehirn gefunden zu haben, als wir ahndeten, Heim[3]), Meyer[4]), Wolf haben das ihrige redlich gethan,

---

[1]) Gemeint ist die berühmte Schauspielerin Friederike Bethmann-Unzelmann, genannt Großmann, geb. 24. Jan. 1771, † den 16. Aug. 1815.
[2]) Rudolphis Gattin.
[3]) Ernst Ludwig Heim, der bekannte Berliner Arzt.
[4]) Dr. Heinrich Meyer.

die Limann hat wie Mutter und Schwester gesorgt, und der rastloseste Eifer von allen Seiten zeigte, mit welcher Liebe alles an Ihrer Gattin hing. Sie sind mir jetzt durch dasselbe herbe Schicksal noch näher verwandt. Auch ich ließ einst ein liebliches Weib (von 22 Jahren) daheim, trat froh eine Reise an, und nach ein Paar Wochen war sie todt, und ich sah sie nicht wieder. Auch Sie werden die Ihrige hier nicht mehr finden, wenn Sie noch so sehr eilten, denn bei Gehirnaffectionen geht die Verwesung in ungeheurer Schnelligkeit fort, und kaum gestorben, ist der Körper schon zerstört.

Bei der Heftigkeit der Krankheit, mußte sie sich schnell entscheiden, daher hielten wir die Limann zurück, welche Ihnen schon gestern Morgen eine Estafette senden sollte, und nur mit großer Mühe davon abzubringen war, denn auch so hätten Sie nicht mehr ihre Hülle gefunden, und entschied sich in der Nacht die Krankheit günstig, so hätten wir Ihnen einen ungeheuren Schmerz erspart.

Ihr Karl ist seit gestern Morgen bei mir, und soll bei mir bleiben, bis wir die Sache näher zusammen besprochen haben. Er schläft so ruhig und ahndet seinen Verlust nicht. Er ist gern bei unserm Karl, und wir haben Ihren Jungen sehr lieb, es ist ein gutes, folgsames Kind.

Sie haben verloren, was dem Mann nach der Ehre das Theuerste ist, allein Sie sind Mann, und ich bin daher überzeugt, Sie werden jetzt streng der Vernunft folgen. Brechen Sie nicht Ihr Baden ab, wofern Ihr Arzt das verbietet. Sie haben theure Pflichten zu erfüllen, und müssen für diese sich erhalten: denn durch nichts können Sie mehr Ihre Liebe zu dem trefflichen Weibe bewähren. Reisen Sie gleich, so nehmen Sie sich ja in Acht, und wenn es irgend geht, so suchen

Sie einen Begleiter zu bekommen, der Ihre Thränen ehrt, und mit Ihnen klagt.

Hier ist alles voll Jammer, Minna grüßt Sie mit vielen Thränen.

Mit herzlicher Freundschaft
Ihr
D. Rudolphi.

Charles Bell

Geboren im November 1774 zu Doune in Monteith (Schottland), gestorben am 27. April 1842 zu Hallow Park bei Worcester. In Edinburg hatte er studiert, und wurde dort Chirurg. Von 1806 ist er in London, wo er sich bald mit dem Problem der Funktion der Rückenmarkswurzeln beschäftigt. Darüber berichtet er in den untenstehenden Briefen an seinen Bruder G. J. Bell. Das Jahr 1811 ist das Geburtsjahr des kleinen (36 Seiten, kl. 8⁰) Schriftchens von Charles Bell, betitelt: Idea of a new anatomy of the brain submitted for the observations of his friends, das als Privatdruck in 100 Exemplaren an einen auserwählten Freundeskreis verteilt wurde. In einem Exemplar hat es sich erhalten[1]). 1812 wurde Bell Leiter einer klinischen Schule und 1828 Professor der Chirurgie an der Universität in London. 1836 kehrte er an die Heimatuniversität Edinburg zurück, wo er bis zu seinem Tode blieb. Bereits 1821 hatte Bell den prophetischen Ausspruch getan, daß die ,,Idee" ,,will here after put me beside Harvey", und in der Folge standen Magendie (1822) und Johannes Müller (1824—31) nicht nur in der Entdeckung des Grundsatzes aller Rückenmarksphysiologie, sondern auch in der Frage des Gesetzes der spezifischen Energie der Sinnesnerven auf den Schultern von Charles Bell.

An G. Jos. Bell:

26th Nov. 1807. — I have done a more interesting *Nova Anatomia Cerebri* than it is possible to conceive. I lectured it yesterday. I prosecuted it last night till one o'clock. And I am sure that it will be well received.

---

[1]) Von mir mit Originaltext und Übersetzung (Leipzig 1911) neu herausgegeben und zum ersten Mal übersetzt.

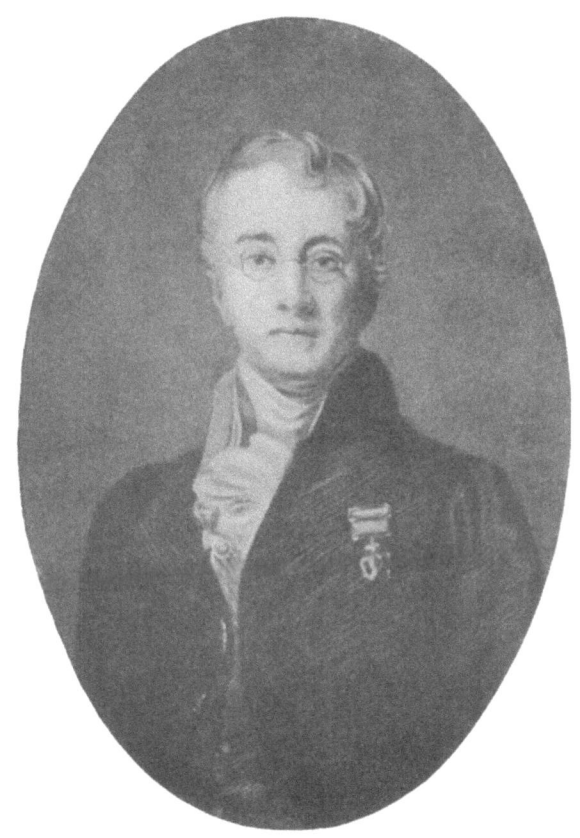

Charles Bell.

31st Nov. 1807. — My surgical books and lectures you will soon see eclipsed by my character as an anatomist and physiologist. I really think this new view of the Anatomy of the Brain will strike more than the discovery of the lymphatics being absorbents.

Dec. 5th, 1807. — My New Anatomy of the Brain occupies my head almost entirely. I hinted to you that I was ‚burning', or, on the eve of a grand discovery. I consider the organs of the outward senses as forming a distinct class of nerves from the others. I take five tubercles within the brain as the internal senses. I trace the nerves of the nose, eye, ear, and tongue to these. Here I see established connection — there the great mass of the brain receives processes from the central tubercles. Again, the great masses of the cerebrum send down processes or crura, which, give off all the common nerves of voluntary motion, etc. I establish thus a kind of circulation, as it were. In this inquiry I describe many new connections — the whole opens up a new and simple light, and the whole accords with the phenomena, with the pathology, and is supported by interesting views. My object is not to publish this, but to lecture it, to lecture it to my friends, to lecture it to Sir Joseph Banks' cotery of old women, to make the town ring with it, as it is really the only new thing that hat appeared in anatomy since the days of Hunter; and, if I make it out, as interesting as the circulation, or the doctrine of absorption. But I must still have time: now is the end of a week and I will be at it again.

2d March, 1810. — I write to tell you that I am going to establish my Anatomy of the Brain on facts the most important that have been discovered in the history of the science.

You recollect that I have entertained the idea that the parts of the Brain were distinct in function; and that the cerebrum was in a particular manner the organ of mind; and this from other circumstances than what I am now to detail to you.

It occured to me that, as there were four grand divisions of the Brain so were there four divisions of the spinal marrow: first, a lateral division, then a division into the back and forepart. Next, it occured to me that all the spinal nerves had within the sheath of the spinal marrow two roots, one from the back part, another from before. Whenever this occured to me I thought that I had obtained a method of inquiring into the functions of the parts of the Brain.

Exp. 1. I. opened the spine, and pricked and injured the posterior filaments of the nerves; no motion of the muscles followed. I then touched the anterior division, immediately the parts were convulsed.

Exp. 2. I now destroyed the posterior part of the spinal marrow by the point of a needle, no convulsive movement followed. I injured the anterior part and the animal was convulsed.

It is almost superfluous to say that the part of the spinal marrow having sensibility is what comes from the cerebrum; the posterior and insensible part belongs to the cerebellum.

Taking these facts as they stand, is it not most curious that there should be thus established a distinction in the parts of a *nerve*, and that a nerve should be insensible? But then, as the foundation of a great system, if I can but sustain them by repeated experiments, I am made; and a real gratification ensured for a large portion of my existence.

Pierre Bretonneau

Geboren d. 3. April 1778 zu Saint-Georges-sur-Cher, gestorben d. 18. Febr. 1862 zu Passy bei Paris. Da er bei einem Examen scheiterte, gab er seine Studien auf, wurde Officier de santé und lebte in Tours. Dort gewann er einen solchen Ruf, daß man ihn, um die Leitung des allgemeinen Krankenhauses zu übernehmen, zum Doktorexamen drängte, das er auch 1815 — 37 jährig — ablegte. Epidemien in der Touraine gaben ihm einerseits Veranlassung zu seinen Studien über den Abdominaltyphus, die dann sein Schüler Armand Trousseau genauer niederlegte, andererseits zu seiner klassischen Arbeit über die „Diphthérite" (Paris 1826), an deren Entstehen Trousseau lebhaften Anteil nahm, und auf die Behring wieder 1893 mit Nachdruck hinwies. Bretonneau überließ seine Ideen gern seinen Schülern zur Veröffentlichung, wie er überhaupt eines der größten Originale war, nicht nur in seinen Ideen, sondern auch im Leben. „Er machte alles anders als andere Leute."

An Trousseau:

Tours, 2 décembre 1825.

... Je n'attache pas autant que vous le pensez d'importance au mot, mais vos exemples ne sont rien moins que concluants. On dit: *gastrite*, on dit encore et on dit très bien inflammation *gastrique*, mais l'adjectif dérivé de *pleuritis* est *pleurétique*, etc., etc. Toute cette discussion se réduit à des mots, à rien qui vaille la peine de s'y arrêter. On trouvera dans le manuscrit *diphthérique* et diphthéritique. Il conviendra seulement de s'arrêter à l'un des deux, et je laisse tout cela à votre choix ....

Franz Karl Naegele

Geboren den 12. Juli 1778 in Düsseldorf, gestorben den 21. Januar 1851 in Heidelberg. — Naegele studierte in Straßburg, Freiburg und Bamberg, vorher war er Repetitor der Anatomie in Düsseldorf. 1807 wurde er außerordentlicher und 1810 ordentlicher Professor und Direktor der Entbindungsanstalt in Heidelberg; in dieser Stellung blieb er bis zu seinem Tode. Er hat sich besonders um die Lehre vom schräg und quer verengten Becken verdient gemacht und hat das Schloß an der Zange verbessert. E. C. J. v. Siebold sagt in seinen geburtshilflichen Briefen (Braunschweig 1862) von Naegele, „der für unser Fach so unendlich viel getan hat, daß sein Name, solange es eine Wissenschaft gibt, nie vergessen werden wird". Als Siebold Naegele besucht hatte, berichtet dieser an Stoltz: „Siebold ... hat uns den ganzen Tag vormusiziert, denn jedes Atom an ihm ist musikalisch. Er spielt alle Instrumente bis zur Pauke und Trommel herab und hat dabei eine Stimme wie ein Apoll und hat die Arien aller Opern im Kopfe. Freilich habe ich mich mit ihm auch über unser Fach unterhalten, doch nicht so wie mit meinem alten Freunde Stoltz." (V. Schmitt, Ein Briefwechsel... Straßburg 1909, S. 652 f.) Dagegen berichtet Siebold (a. a. O. S. 60), daß Naegele überhaupt nur für sein Fach lebte und alle seine Gedanken sich immer nur um dasselbe drehten. Denn als er mit ihm den Fidelio sah und die Sängerin Schröder-Devrient alles durch ihr wunderbares Spiel hinriß, rief Naegele, neben Siebold sitzend, aus: „Sehr schön, sehr schön," fügte aber gleich leise hinzu: „Freund, glauben Sie wirklich, daß der Kopf des Kindes jemals im geraden Durchmesser des Beckeneingangs zur Geburt sich stellen könne?"

An Stoltz:

Heidelberg, am 12. Dec. 1847.

... Der gar zu schreibselige Simpson[1]) hat mir seine Schrift über das Chloroform sogleich durch die Briefpoest geschickt und mir handschriftlich noch einen Fall mitgetheilt, wo er nämlich am 20. November bei einer Dame Gebrauch von dem neuen Berauschungsmittel gemacht hat ..

Heidelberg, den 14. Dec. 1847.

... Jetzt ergreife ich wieder selbst die Feder und frage Sie, ob Sie etwa schon Versuche mit dem Chloroform gemacht haben. Unrecht hat Simpson zu behaupten, diese Methode sei wohlfeiler als die Ätherisation. Die Unze Schwefeläther kostet hier 6 Kreuzer und für die Unze des Chloroform verlangt man, wenigstens jetzt noch, zwei Gulden. Auch verursacht das Chl. furchtbares Brennen am Munde[2]). Wie ich aber soeben,

---

[1]) James Young Simpson (1811—1870).
[2]) Der Bonner Kliniker, M. E. A. Naumann schreibt am 28. Dec. 1847 aus Bonn an seinen Bruder: „Neulich habe ich mich mit Chloroform ziemlich stark narkotisiert, und bin kurze Zeit an der Grenze von Sein und Nichtsein herumspaziert. Sonst bin ich durch das Experiment nicht eben sehr erbaut gewesen. Auch auf diesen Gebieten wird entsetzlich gelogen und übertrieben.

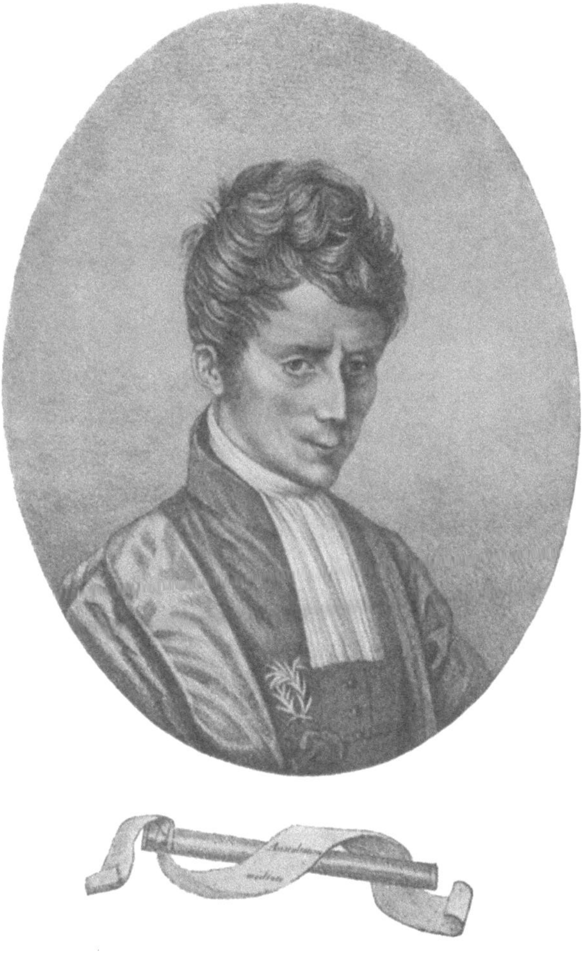

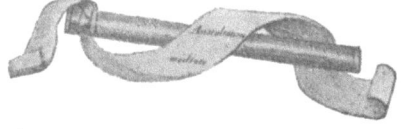

René Théophile Hyacinthe Laennec.

als ich dieses schreibe, aus der Gazette med. de Paris vom 11. dieses Monats ersehe, so soll dies von dem beigemischten Alkohol herrühren. Wie viele Mittel werden wir noch zur Narkotisierung erhalten??? ...

René Théophile Hyacinthe Laennec

Geboren am 17. Februar 1781 in Quimper (Bretagne), gestorben den 13. August 1826 in Kerlouanec (Bretagne). — 1800 kam Laennec nach Paris, 1804 veröffentlichte er eine Schrift über die Doktrinen des Hippokrates, den er dadurch gut kennen lernte. 1816 wurde er Arzt an dortigen Hospitälern (Beaujou und Necker). Als Schüler Corvisarts lernte Laennec die wenig beachtete Entdeckung Auenbruggers (1761) kennen, die Corvisart erst wieder ans Licht zog. Dort sah er auch Bayle die unmittelbare Behorchung des Herzens anwenden. Dies mag Laennec zu seiner Entdeckung der mittelbaren Auskultation und zur Konstruktion seines Stethoskops getrieben haben. Mit diesem hat er, gestützt auf umfassende pathologisch-anatomische Studien, in rastloser, allseitiger Krankenbeobachtung, die Krankheitslehre der Brustorgane neu und inhaltsvoll gestaltet. Eine Anzahl bis dahin fast unbekannter Brustkrankheiten hat er kennen und erkennen gelehrt; so das Emphysem, den hämorrhagischen Infekt, das Lungenödem, das Pneumoperikard; für viele hat er sichere und neue Zeichen angegeben. In dem hier mitgeteilten Briefe, der drei Monate vor seinem Tode geschrieben ist, blickt er noch einmal zurück auf die zehnjährige angestrengte Tätigkeit, den Todeskeim der Lungenschwindsucht in sich fühlend. —

An Cuvier:

Monsieur le Baron,

je viens d'appendre qu'il doit être question incessamment à l'académie des sciences de la Distribution du prix fondé par M. de Monthion pour la Découverte la plus utile en médecine.

Je sais que quelques médecins membres de la classe, qui d'abord m'avaient oublié doivent parler de mon traité de *l'auscultation*. J'aurai l'honneur de vous adresser sous peu de jours la 2me édition de cet ouvrage[1]).

---

[1]) Traité de l'auscultation médiate et des maladies des poumons et du coeur. 2e édition. 2 vol. Paris 1826.

Si les suffrages de tous ceux de mes confrères qui ont cherché à vérifier mes observations, si ceux des facultés de médecine étrangères, dans plusieurs desquelles mes élèves ont déjà introduit l'enseignement de cette nouvelle branche de séméiotique, si l'avantage de faire rentrer dans la catégorie des maladies chirurgicales les lésions internes jusqu'à les plus obscures, si les résultats nombreux et presque tous nouveaux en anatomie pathologique, physiologie, seméiotique et thérapeutique, dont j'aurai l'honneur de vous faire parvenir une courte notice; si la découverte fortuite, il est vrai, d'une mine féconde de faits positifs, que je n'ai pu fouiller qu'à l'aide de dix années d'observations et de recherches dans les hôpitaux et les amphithéatres auxquelles ma santé vient de succomber pour la seconde fois, si le succès enfin d'un enseignement qui attire chaque année à la faculté et au collège de France un nombre remarquable d'élèves et de jeunes médecins étrangers, peuvent avoir quelque mérite à vos yeux je ne devrais peut être pas désespérer d'un jugement bienveillant de l'académie.

Je m'adresse à vous avec d'autant plus de confiance que j'éspère que vous aurez la bonté et la patience de vous faire informer de l'exactitude de faits que je viens d'avancer.

Veuillez bien aggréer l'assurance du Respect avec lequel j'ai l'honneur d'être Monsieur le Baron votre très humble et très obéissant serviteur

Re. Laennec DM.

Paris, 18 Mai 1826.

A Monsieur
Monsieur le Baron Cuvier[1])
Conseiller d'état au jardin du Roi.

---

[1]) Gemeint ist George Cuvier (1789—1832); zgl. C. H. Pfaff, Kiel 1845.

enseignement qui attire chaque année
à la faculté et au collège de France
un nombre remarquable d'élèves et
de jeunes médecins étrangers, peuvent
avoir quelque mérite à vos yeux,
je ne devrais peut-être pas désespérer
d'un jugement bienveillant de l'acad[émie]

Je m'adresse à vous avec d'autant
plus de confiance que j'espère que vous
aurez la bonté et la patience de vous
faire informer de l'exactitude des
faits que je viens d'avancer.

Veuillez bien agréer l'assurance
du Respect avec lequel

j'ai l'honneur d'être

Monsieur le Baron

Paris 18 mai 1826.

Votre très humble et
très-obéissant serviteur
Laennec

René Théophile Hyacinthe Laennec:
Faksimile der Handschrift.

William Beaumont

Geboren am 21. November 1785 in Lebanon (Connecticut), starb er den 25. April 1853 in New York. (Sein Leben hat Jesse S. Meyer [London 1912] beschrieben.) Grundlegend wurden folgende zwei Arbeiten: 1. The case of Alexis San Martin, who was wounded in the stomach by a load of duck shot, with experiences. American medical recorder vol. VIII. Philadelphia 1825, Seite 14, 840, weiteres IX, Seite 94—97, und 2. Experiments and obersvations on the gastric juice and the physiology of digestion... Plattsburg 1833, Edinburg 1838 (ed. by. Andrew Combe). Diese Arbeit, die einen Markstein in der Geschichte der experimentellen Physiologie bildet, erschien bereits (Leipzig) 1834 in deutscher Übersetzung von B. Luden. Diese Untersuchungen an dem kanadischen Jäger Alexander San Martin, der infolge einer Schußwunde an einer Magenfistel litt, sind die ersten für die Erkenntnis der Sekretionserscheinungen des Magens wirklich fruchtbringenden Untersuchungen gewesen. Darüber orientiert der folgende Brief Beaumonts vom 17. Apil 1833 an den Chemiker Jacob Berzelius:

United States of America,
City of New York, 17th April, 1833.

Prof. Jacob Berzelius,

Stockholm, Sweden.

Sir: I do myself the honour, at the suggestion of your worthy and scientific friend and correspondent, Prof. Silliman, of transmitting for your consideration the accompanying papers and a quantity of pure gastric juice taken from the Stomach of a man in perfect health and vigor, and doubt not the importance of the subject and the interest it may excite will be sufficient apology for thus obtruding upon your notice. Profr. Silliman's communication will suggest to you the general nature and importance of the subject.

From the accompanying number of the *Medical Recorder*, Page 14th and sequel, you may learn the origin and early history of the case, and in the following pages of this sheet I shall endeavour to give you a concise view of what has been — seen and done by way of experiments and observation on the Gastric fluid and functions of Digestion . . . (Describes the accident and the nature of the wound.)

The Gastric juice J sent you is also extracted this way through an appropriate caoutchouc tube; not in free and abundant quantities, but by slow destillations from the very minute papillae of the surface of the villous membrane—requiring much time, patience and address to obtain it in small quantity. Not more than 1½ or 2 oz. can be extracted after lasting for any period, and even this quantity requires 25, 30, or more minutes for its extraction. Numerous experiments and observations have been made in this case within the last two or three years upon the process of digestion and the chymefication of different kinds of aliments, both in the Stomach and out of it. The relative solubility in this Gastric fluid of many kinds of alimentary substances, both animal and vegetable, have been fairly tested, the comparative time and different facility of chymefication ascertained, and the natural and varying temperature of the system determined by accurate observations of the Thermometer, placed in the cavity of the Stomach, during abstinence and repletion. Various kinds of alimentary substances have been submitted to the action of this fluid, and it is found capable of completely dissolving them all, out of the stomach, when contained in a glass phial and placed upon a sand bath of the temperature of the Stomach — 100 Fahr. Even solid bone, cartilage, tendon down to the softest textured aliments are completely chymefied and dissolved when submitted to the Gastric juice in bottles and kept agitated in a temperature equal to the natural warmth of the stomach; varying however, in rapidity and perfection in proportion to the healthfullness of the secretion, purity of the gastric fluid, and the solidity, quality and peculiar nature of the aliment. Thus artificial chymefication of many kinds of food in this peculiar fluid has been fairly demonstrated its powerfully solvent and antiseptic properties clearly ascertained and proven. But its accurate chemical analysis has not yet been accomplished, though several quantities have been submitted to some of the most eminent practical chemists of the United States. None have yet been able to obtain complete and satisfactory results. — Profr. Robley Dunglison, of the University of Virginia, is the only one who has fairly approximated or made returns of anything useful and important on this subject. Profr. Silliman has now, for the first time, a quantity under examination, from the investigation of which highly important results are anticipated.

For the 5 or 6 month last past I have been prosecuting a series of experiments and observations on the subject of Digestion by this Gastric fluid under the patronage of the Medical Departements of the Government, the results of which are now preparing, and will probably be published in the course of the ensuming autumn or winter, or so soon as an accurate and satisfactory analysis of this fluid, if it be practicable, can be obtained.

Should the subject be worthy of your notice, and the accompanying fluids and documents merit your attention, and you be so happy as to succeed in obtaining satisfactory analysis of it, I do most earnestly and respectfully desire and shall be greatly obliged to you to communicate the results of your investigations, soon as convenient, either to Profr. Silliman, at New Haven, Ct., or to me, in the City of New York, by doing which you will doubtless confer a signal benefit on the American Medical public, greatly pro-

mote the cause of science, and confer honour and enduring obligation upon.
Your most respectful and obedient servant,
Wm. Beaumont.
P. S. The man will continue with me. Should more of the fluid be required to complete the investigation and analysis, it will be rapidly transmitted upon the earliest indication from you. Any suggestion you may please to make will be happily recd. and attended to

Johannes Evangelista Purkinje

Geboren am 17. Dezember 1787 zu Libochowitz bei Leitmeritz in Böhmen, trat er mit 18 Jahren in den geistlichen Piaristenorden. Er verließ diesen aber vor Ablegung des Gelübdes und studierte in Prag Medizin, wo er 1819 promovierte. Bereits 1823 wurde er ordentlicher Professor der Physiologie und Pathologie in Breslau. Von 1849 bis zu seinem Tode — am 28. Juli 1869 — war er Professor der Physiologie in Prag. — Er gilt als einer der genialsten Forscher des 19. Jahrhunderts: 1825 entdeckte er das Keimbläschen im Vogelei, 1835 (mit Valentin) die Flimmerbewegung, und zwei Jahre vor Schwann (1837) hat er den Hauptgedanken der Zellenlehre öffentlich ausgesprochen. Im Jahre 1839 errichtete er das erste physiologische Institut der Welt. — Goethe bemerkt, daß ihn Purkinjes Werk über das subjektive Sehen „besonders aufregt"; er exzerpiert es eifrig und verwendet es für seine Zwecke. Purkinjes Persönlichkeit nennt Goethe „merkwürdig" und von „unerhörter Anstrengung und Aufopferung"; an einer anderen Stelle sagt Goethe von ihm (1823): „Ein solcher autodidaktischer und heautoutimorumenischer, geistreicher und genialer Piarist nimmt sich zwischen Protestanten gar wunderlich aus . . ." Später standen Purkinje's Experimente unter dem Einfluß von Flourens[1]) (1794—1867).

Breslau, den 27. November 1825.
Euer Excellenz!
Hoch würdiger Herr!
Ich habe es gewagt, Ihnen die zweite Folge meiner Untersuchungen über das Sehen in subjectiver Hin-

---

[1]) Thomsen, Skandinav. Archiv für Physiologie. Bd 35, 321.

sicht[1]) zu dediciren, weil ich mich des Wunsches nicht entschlagen konnte, jede meiner mühsamen Geistesarbeiten zum Denkmal meines Gefühls aufzustellen. Sie dürfen sich nicht daran stoßen, daß die Sache zugleich in einem medizinischen Journal abgedruckt erscheint; es ist dies hierbei unwesentlich, und gegen die ursprüngliche Bestimmung, ein Tribut, den meine Armuth der Buchhändlerei zollen mußte, da das Manuscript schon seit einem Jahre hoffnungslos umherirrte. Ich hoffe, daß dieses Bändchen das phlegmatische Interesse der Deutschen etwas mehr aufregen wird. Ich mache Ew. Excellenz auf das Sich-Aufheben der Farbenspectra aufmerksam, da es auch für die Kunstpraxis eine Ausbeute gewährt, indem nach der selbsteigenen Beobachtung des Berliner Malers Wach die Schattenpartien in farbigen Gewändern nur erst dann ein reines Dunkel gewähren, wenn sie einen schwachen Überzug von der entgegengesetzten Farbe erhalten, wo dann das Objektive von der Lichtpartie angeregte Subjektive wieder aufhebt. Noch übersende ich Ihnen ein Specimen meiner Untersuchungen über die Entwickelung des Vogeleis vor dem Legen.

Genießen Sie noch recht lange mit Gottes Hülfe das uns allen so theuere Leben.

Ich bin Ew. Excellenz
 in tiefster Ehrfurcht
  Dero unterthäniger
   J. Ev. Purkinje.

---

[1]) Zweites Bändchen. Neuere Beiträge zur Kenntnis des Sehens in subjektiver Hinsicht. Mit 4 illumin. Kupfertafeln. Berlin 1825. Es ist „Sr. Exc. Hrn. Johann Wolfgang von Goethe gewidmet".

Johann Friedrich Dieffenbach

Geboren den 1. Februar 1792 in Königsberg i. Pr., gestorben den 11. November 1847 in Berlin. — Er ging anfangs zum Studium der Theologie nach Rostock und Greifswald, 1813 und 1814 kämpfte er als freiwilliger reitender Jäger mit, dann studierte er in Königsberg Medizin und siedelte 1820 noch Bonn über, wo Heinrich Heine von ihm sagt, er habe zum Entsetzen der Studierenden die Gewohnheit gehabt, Katzen und Hunden die Schwänze abzuschneiden und damals schon den späteren großen Operateur erkennen lassen. Da ihn sein dortiger Lehrer Philipp von Walther als begleitender Arzt auf Reisen schickte, hat er erst am 19. Oktober 1822 in Würzburg mit der Dissertation: ,,Nonnulla de regeneratione et transplantatione" promoviert. Dieses Tages gedenkt Dieffenbach — 25 Jahre später — in folgendem launigen Schreiben. Seit 1823 in Berlin als Arzt tätig, wurde er 1829 dirigierender Arzt der chirurgischen Abteilung an der Charité, und 1832 außerordentlicher Professor an der Universität. 1840 übernahm Dieffenbach die Direktion der chirurgischen Klinik, und gleichzeitig Schönlein die der medizinischen. Hier wirkte D. als Meister in der plastischen Kunst in Berlin, ebenso meisterhaft in der Darstellung in der ,,Operativen Chirurgie" (Leipzig 1845ff.), die sein chirurgisches Testament bildet. Der Tod ereilte ihm beim Abhalten der Klinik, eben im Begriff eine Operation vorzunehmen. Er war der Mann des Volkes und der Arzt der Armen. Die Kinder sangen auf der Straße:

> Wer kennt nicht Doktor Dieffenbach
> Den Doktor der Doktoren!
> Er schneidet Arm und Beine ab,
> Macht neue Nas' und Ohren.

Königsberg (im December 1814).

.... Ich studire schon seit meiner Ankunft Medicin Ja, die Medicin ist auf Grund der Theologie gebaut und eine herrliche Wissenschaft. Schon auf meiner Reise war ich auf's Reine mit mir gekommen, hatte mich fest bestimmt, meine Studien zu ändern. So kam es denn, daß ich dem Onkel, als er mich zu Courmachen bei der hohen Geistlichkeit ermahnte, antwortete: Onkel, kann nicht Theologe bleiben, ich will Medicin studiren. Das thue, antwortete er, und melde dich. Damit war die Sache abgemacht. Die Collegien fingen einige Tage darauf an und jetzt habe ich beinahe schon einen vierteljährigen Cursus mit Lust und Liebe

durchgemacht, habe schon den Ekel überwunden.
da ich einen buckligen Selbstmörder seciren sah ..,

Bonn, 5. Juni 1820.
Meine geliebte Schwester!

Staunet Ihr nicht, daß ich hier bin, von fernem Norden an das westliche Ende des Vaterlandes, um Ruhe zu finden, die ich nicht finde? Viertehalb Jahre habe ich in Königsberg Medicin studirt, in den ersten Jahren viel gelernt, doch in den letzten anderthalb wenig gethan, Ereignisse anderer deutschen Universitäten, zogen auch Königsberg, besonders auch mich mit in's Spiel. So gerieth ich in tausend Weitläufigkeiten und Untersuchungen. Welch unbedeutenden Ausgang das genommen, wißt Ihr! Und endlich jenes Verhältniß, das früh ohne Not und ·Qual so viele Sorge machte. Aber gerade das war es, was mich am Leben erhielt, meine Erhalterin, meine verehrte Freundin, die geistvollste, gebildetste, verehrteste Frau[1]) der ganzen Stadt, vor der alle knien, die wachte über mein Leben, tröstete und liebte mich, daß sie selbst in den Tod für mich gegangen wäre. Daß ein solches Verhältniß rein war, sein mußte, ergiebt sich von selbst, da auch Niemand ein Eintrag geschah, aber Ihr habt ihr zu danken, denn ohne sie wäre ich nicht mehr. Sie war meine geistvolle Lehrerin und Bildnerin, und ich ging und ließ sie im Todeskampf und brachte mich dem Verschmachtungstode nahe. So stark waren wir beide, aber wir wählten diesen entfernten Ort, damit nicht etwa die Lust mich übermannte und ich von einer minder entfernten Universität zu ihr zurückeilte. Ihre Briefe sind meine einzige Labsal auf dieser öden Welt für mich gewesen. Ich reiste also hierher,

---

[1]) Frau Johanna Charlotte Motherby geb. Thielheim; sie stand u. a. mit W. v. Humboldt und E. Moritz Arndt in Briefwechsel.

in Verzweiflung schied ich von ihr, in Thränen gebadet, um mich mit aller Wuth wieder auf die Wissenschaft zu werfen. Auch in Königsberg hatte ich das letzte halbe Jahr wieder tüchtig gearbeitet und mich besonders auf die höhere Chirurgie gelegt, denn zur Chirurgie bin ich geboren. Meine technische und mechanische Fertigkeit der Finger läßt mich mit der Tüchtigkeit eines alten Meisters jede Operation machen. Vierzehn Tag vor meinem Abgange machte ich noch ein tolles Wagestück auf eigene Hand. Die Stadt und die Freunde schrien Tags darauf, als es bekannt wurde, das sieht Dir ähnlich! Mein Vorturner, Vorschwimmer und Fechter war ein schöner, großer, kräftiger junger Mann, der seit frühester Kindheit drei große Drüsen, wie Wallnüsse am Halse hatte, die ganz verhärtet waren. Ärzte hatten ihn oft gesehen und der Gefährlichkeit wegen standen sie von dem Unternehmen der Wegnahme ab. Da er mich sehr liebte und als seinen Meister hochachtete, sagte ich: Junge, ich werde Dich operiren. Zeit und Stunde ward bestimmt, 3 Chirurgen bestellte ich zu Gehülfen; er ward hingelegt, ich machte einen langen Schnitt vom Kinn bis zum Halse, faßte die Dinger warm heraus, bei der dritten, die von Pulsadern umschlungen war, wurde eine zerschnitten, das Blut spritzte in Strömen heraus, die andern bebten und unterstützten mich, ich fand das blutende Gefäß, faßte es mit der Zange, vereinigte die Wunde und die erste glückliche Operation gab mir Muth zu andern. Vorgestern habe ich in aller Stille zwei Stunden von hier einem alten Mann den Staar operirt und wahrscheinlich wird er ganz gut sehen. So etwas geschieht heimlich, wenn Andere dergleichen auch wagten, wie viel mehr Unglück würde noch geschehen. — Wo ich auch sein werde, Praxis werde ich gewiß überall bekommen, eine eigene Sympathie, die ihren Grund in der Wahrhaftigkeit meiner

Theilnahme hat, zieht alle Leidenden zu mir hin. In Königsberg schluchzte das ganze Klinikum, als ich ging und auch hier lieben mich alle Kranken. Vergessen habe ich eben zu erzählen, daß ich in nahmhaften Aufzuge das Geleit aus Königsberg bekam; alle Studenten, zu Pferde und zu Wagen, holten mich von meiner Wohnung ab und gaben mir eine Meile das Geleite. Solche Auszeichnung hatte in dem Grade Keiner erfahren; mehr todt als lebendig saß ich in einem mit Füchsen bespannten Wagen. Die treuesten Freunde in deutscher Tracht waren zur Seite und so war auch der ganze Zug gekleidet.

Berlin, 13. Juli 1832.

... Endlich das Staatsexamen als letztes überstanden! Für Geld ist hier Alles und aufs Beste zu haben, umsonst und aus Gefälligkeit nichts. Meine Praxis mehrt sich, doch geschieht die meiste Behandlung nur, um Ruf zu bekommen, denn bis jetzt habe ich noch keinen Heller eingenommen. Seid nur ruhig, meine Lieben, es wird mir schon glücken, nur Geduld, ich habe immer ganz unvernünftiges Glück in meiner Praxis und bin ein kühner Operateur ...

Berlin 1834.

... Daß es mir in meiner ärztlichen Praxis wohl geht, wirst Du schon daraus ersehen, daß ich noch hier bin. Würde ich denn so toll sein, in einem Orte zu bleiben, an dem ich nichts erwürbe? oder dies zu hoffen hätte. Eine Praxis, die den Mann überreichlich ernährt, bildet sich erst nach 3—6 Jahren; in der ersten Zeit geht es immer schwach mit der Einnahme, die mit der Arbeit in gar keinem Verhältnisse steht. Ich habe hier wirklich schon ziemlichen Ruf und bin mehrere Male zu benachbarten Städten zu chirurgischen Operationen gerufen, selbst von einigen hie-

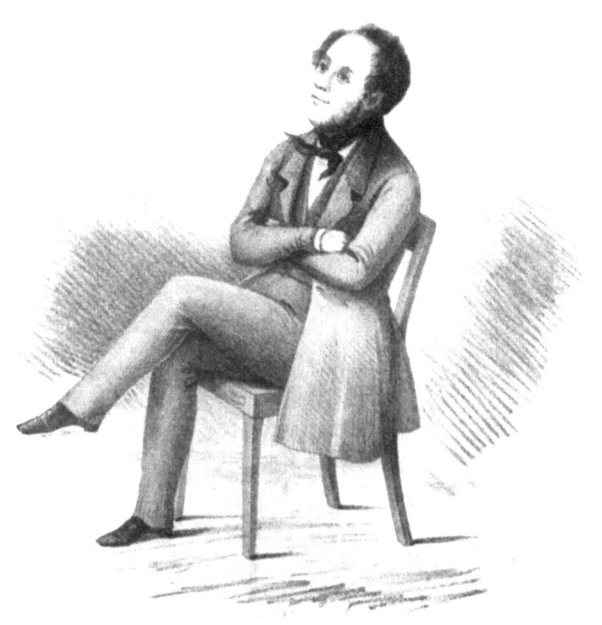

Johann Friedrich Dieffenbach.

sigen Ärzten nach Köpenik zu einer Bruchoperation in der Nacht citirt. Es war aber schon Brand in den Gedärmen, wie ich erkannte, und klüglich unterließ ich die Operation.

Wien, 11. September 1840.

. . . Heute sind es drei Wochen eines wahrhaft glücklichen Aufenthalts in dieser einzigen Stadt. Es lebt sich hier doch dreimal leichter und lustiger als in Paris. Wir alle sind von einer ungeheuren Heiterkeit durchdrungen, Wanderungen durch die volkreichen, mit den schönsten Läden gezierten Straßen, Landpartien und Gesellschaften wechseln mit einander ab. Ja, die Wiener sind ein gutes, harmloses Völkchen, sie sind so gut zu uns und das erstreckt sich bis auf unsere Sprache, welche sie so schön wie vom Burgtheater nennen. Wir dagegen versichern, daß wir ihr Wienerisch gar lieblich finden. Sonntag früh machte ich die Operation des schiefen Halses an dem zwölfjährigen *Mossig*, wozu ich ein Dutzend Ärzte eingeladen hatte. Mein Assistent ist der Dr. *Breuning*, früher ein treuer Anhänger in Berlin und hier praktischer Arzt. Ich ließ das Messer in den Hals und Ruck in einer Secunde war der starre Muskel unter der Haut durchschnitten, die erste Operation dieser Art, welche in Wien geschehen. Niemand hat das hier je gemacht, ich habe die Operation in Berlin über hundert Mal ausgeführt. Sie sehen also, man ist hier nicht sehr weit. Die auffallendste Operation ist an einem vor wenigen Tagen hier angelangten Ingenieuroffzier gemacht. Der junge Mann hatte die Nase verloren. Unter dem Erstaunen vieler Ärzte setzte ich ihm eine Nase an, und der Himmel ist dem Armen und mir so günstig gewesen, daß heute, am 4. Tage nach der Operation, schon alle Nadeln, Nähte und Pflaster entfernt und die Nase festsitzt. Diese Reise ist ein höchster Triumph, der um so größer ist, als die Preußen hier die verhaßteste Nation auf der Welt sind. Dies gestehen die guten Wiener ein, ja sie lieben die Franzosen im Vergleich zu uns. Ich bin jetzt das Gespräch des Tages. Was mich glücklich macht, ist nicht geschmeichelte Eitelkeit, nicht das Bewußtsein der herkulischen Überlegenheit über den ganzen hiesigen Stand, sondern das Bewußtsein, ein Plätzchen auf diesem Erdenrund zu wissen, in dem ich glücklich und zufrieden im Kreise meiner Theueren, Vormittags in einer glänzenden Kaiserstadt, Nachmittags in einer bezaubernden Natur, meine Tage hinbringen könnte, *wenn das Vaterland fortfährt, mich auf eine so schnöde und undankbare Weise zu behandeln. Erhalte ich keine Klinik in Berlin, so gehe ich nach Ostern hierher als praktischer Arzt.*

An Dorow:
Berlin, den 22. August 1842.
Theurer Freund!

Ich wollte Ihnen heute Abend einen langen Brief schreiben, da Neigebaurs[1]) Erscheinen mich schrecklich an meine Nachlässigkeit erinnert — nun aber bin ich doch zu tief erschüttert, um viel schreiben zu können, denn vor einer Stunde ist die Nachricht vom Tode meiner ersten Frau[2]) bei uns eingetroffen. Die Arme ist also todt! Ihre Krankheit soll, wie man sagt, eine Art Cholera gewesen sein. —

Was die Griechen Nemesis und die Bibel Gottes Finger nannte, steht in Mindings Schrift[3]). Ein wahr-

---

[1]) Geh. Justizrat, Generalkonsul Dr. Neigebaur (W. Dorow, Erlebtes, Teil 2. Leipzig 1843. S. 167).
[2]) Johanna Charlotte Thielheim, geb. in Königsberg 1783; seit 1806 verheiratet mit Dr. William Motherby, von 1824—33 mit Dieffenbach.
[3]) Julius Minding, De vitae functionum perturbationibus notiones generales. Diss. (Berlin 1833). Minding war Doktor der Medizin und Privatgelehrter in Berlin. Johann Casper ist der bekannte Professor der Medizin.

Johann Friedrich Dieffenbach: Rezept.

haftes Meisterstück. Casper meint zwar, er schüttle sich das alles wie Staub ab. — Der Mann hat noch große Freude und Stützen.

Leben Sie wohl, theurer Freund, ich kann nicht mehr schreiben. Die Meinigen grüßen herzlich und sind wohl. Ich bin in einem Tage nach Dresden hin, und den zweiten zurückgeflogen. Wie gern hätte ich Sie gesehen, aber die Eisenbahn wartet nicht.

Ihr ergebener Freund Dieffenbach.

An ?

Potsdam, 19. Oktober 1847.

Es ist wohl möglich, daß einigen meiner Freunde nicht entgangen ist, daß ich heut vor 25 Jahren promoviert habe. Nur besorge ich, sie könnten von diesem Tage eine Art Aufhebens bei meinen Collegen und Bekannten machen, und etwas veranlassen, wodurch ich mit meinen Empfinden gewissermaßen in die Enge getrieben würde. Von je an ist es mir ein peinlicher Gedanke gewesen, der Löwe einer Feierlichkeit, ein begratulierter Zweckesser zu sein. Ich ließe mir heute lieber etwas operieren, als mich von den edelsten und besten Menschen beglückwünschen. Das ist nicht bloße Demuth, sondern auch eine Art von Sehnsucht nach stiller Einsamkeit an diesem ganz allein für mich wichtigen Tage. Mir sind die 25 Jahre, welche ich für kranke Menschen in meinem Beruf gelebt habe, so schnell und befriedigend verstrichen, als wären es nur 25 Wochen, und ich fühle mich durch das bewegte und erschütternde Leben, indem ich soviele Schmerzen sah, weder an Geist noch an Körper abgemattet, und es ist mir, als hätten die vielen Kranken, unter denen ich gelebt, mich so gestählt und gestärkt, daß ich auf neue 25 Jahre contrahire.

Wenn also heut am 19. Oktober einige Freunde und Bekannte, sowie andere gute Menschen meiner gedenken, weil sie gehört haben, daß mir heut vor 25 Jahren von dem lieben herrlichen seligen d'Outrepont[1]) der Doctorhut auf den Kopf gesetzt sei, so will ich dies freundliche Andenken in aller Stille und Einsamkeit genießen. Ich will ihnen nicht allein dafür danken, sondern auch für alles das Gute und Liebe, welches sie mir erzeigten und wodurch sie mir zur Erreichung meines Lebenszweckes förderlich waren.

Joh. Friedr. Dieffenbach.

Johann Lucas Schoenlein.

Geboren zu Bamberg am 30. November 1793, gestorben ebenda am 23. Januar 1864. In Landshut vorgebildet, ging er 1813 nach Würzburg mit einem fertigen Lebensprogramm (1. Brief): seit 1817 Privatdozent, wurde er 1819 a. o. und 1821 Kliniker daselbst, lehrte dort unter großem Zulauf bis November 1832 wo er der Professur enthoben und zum Medizinalrat im Unterdonaukreis ernannt wurde. Von 1833—40 sehen wir ihn in seiner glücklichsten Zeit in Zürich, bis er nach Berlin geholt wurde, wo er in deutscher Sprache Klinik und Vorlesung hielt. Griesinger sagte (1864) in Erinnerung an die Züricher Zeit von ihm: „Alles schien er mir damals zu wissen, alles am Krankenbette zu können," und Billroth rief noch 1876 aus: „Was ihn so übermächtig machte, war sein außergewöhnliches, enzyklopädisches Wissen in den Naturwissenschaften, seine universelle Beherrschung der Physiologie seiner Zeit; alles dies war ihm stets präsent; der Student schwamm stets mit ihm im breiten Strome der Naturwissenschaften, Physiologie und gesamten Medizin." — Heute kaum glaubhaft ist die Tatsache, daß Schönlein außer seiner Doktordissertation (1816) nur zwei kleine Mitteilungen veröffentlicht hat; er hat mit ihnen gezeigt, daß er auch schreiben konnte; denn mit diesen wenigen Seiten ist beide Male ein „neuer Wissenszweig begründet", wie Griesinger sich ausdrückt.[2]) — Seine Briefe sind ebenfalls stilistisch außerordentlich gewandt und zeigen die überragende, zielbewußte Persönlichkeit.

---

[1]) J. S. d'Outrepont (1775—1845), Prof. der Geburtshilfe in Würzburg.
[2]) Nach Schönleins Tode gab A. Schenk von ihm heraus: Abbildungen von fossilen Pflanzen aus dem Keuper Frankens. Mit 13 Tafeln. Wiesbaden 1865. (Göttinger Bibl.: Min. 215.)

An Herrn Thomas Schönlein
Wohlgebohren zu Bamberg.

Landshut, d. 4ten Jul. [1]812.

Liebste Eltern!

Doppelt erfreut mich Ihr letzter Brief. Auf der einen Seite war er mir Versicherung der gänzlichen Wiederherstellung der lieben Mutter, weswegen ich sehr in Sorgen schwebte; auf der andern Seite machte er mir Ihre Einwilligung in meinem Entschlusse bekannt. Nicht ohne einige Besorgniß öffnete ich den Brief; doch wie schnell schwanden alle diese Besorgnisse! Wie sehr bin ich Ihnen Dank schuldig für ihre unermeßliche Güte; mit der Sie meiner Bitte entgegenkamen! Aber diese Bitte war kein kindischer Wunsch, sie an Sie zu thun hatte ich die triftigsten Gründe und Ursachen, wovon mein letzter Brief schon einige enthielt, und wovon der jetzige auch noch einen und den andern Ihnen anzeigen soll. Ihre gütigste Erlaubniß würde ich nähmlich zu einer Reise in die warmen Bäder von Gastein im Salzburgischen benutzen. Diese Bäder sind allgemein berühmt, und jährlich wandern Studenten und Bürger aus Landshut dahin. Hofrath Schultes hat mir auch schon lange gerathen, wenn es mir möglich wäre, dieße Bäder zu besuchen, weil sie mich gewiß von dem beschwerlichen Gaste völlig befreyen würden; denn der Ausschlag verlasse mich zwar immer im Sommer, käme verstärkt aber im Winter wieder, bis ich eine ganz neue Haut bekommen hätte, was blos allein durch häufige warme Bäder möglich sey. Nebst der Herstellung meiner Gesundheit habe ich aber bey dieser Reise noch einen andern, für mich nicht weniger wichtigen Zweck. Ich würde nähmlich die Reise in naturhistorischer Hinsicht machen, und zu naturwissenschaftlichen Beobachtungen biethen mir Salzburgs Gebirge, Seeen in jeder Hinsicht den reichlichsten Stoff dar. Da ich die Natur-Geschichte zu einem Haupttheil meiner Studien gemacht habe, seitdem ich überzeugt bin, daß man nur auf dießem Wege ein großer Arzt werden kann, und dieß eben der Fehler ist, daß die Naturforscher nicht Ärtzte, die Ärtzte hingegen nicht Naturforscher sind; so werden Sie selbst die Wichtigkeit dieser Reise einsehen. Auch habe ich mich gegen die Professoren Schultes und Fuchs, diese Reise zu machen, schon anheischig gemacht, die mich durch Empfehlungsschreiben und alle mögliche Art dabey zu unterstützen versprochen. In Salzburg, welches nur 14 Meilen von hier liegt, muß ich ohnedieß auch mit Köserlein einiger Zeugnisse wegen sprechen. Dieß ist mein Vorsatz. Die Entscheidung darüber lege ich, theuerste Eltern, in Ihre Hände. Möchten Sie mir Ihren Entschluß bald möglichst bekannt machen, daß ich die nöthigen Anstalten zu treffen im Stande bin, und ich bey dem Senate um die Erlaubniß nachsuchen kann, mich bis Mitte Augusts zu entlassen; was gar keine Schwierigkeit hat. Was meinen Plan betrifft, den Sie, wie Sie sagen, noch nicht recht wissen, so steht er schon ganz fest gegründet in meiner Seele, ob er ausgeführt werden kann, muß sich bis im December entscheiden; wo ich Sie dann mit dem Ganzen bekannt machen werde, was Sie gewiß nicht mißbilligen. Soviel mag ich Ihnen sagen. Für die gewöhnlichen Mediciner ist in Bayern die schlechteste Aussicht. Männer nicht ohne Verdienst suchen vergeblich Anstellungen zu erhalten. Der Minister hat bestimmt erklärt, daß er kein Physikat mehr besetzen wolle. Einestheils hat die Regierung vollkommen Recht, wenn auch gleich der Unschuldige mit dem Schuldigen leiden muß; jeder, welcher für kein anderes Fach taugte, glaubte für die Medicin hinlängliche Anlagen zu haben, so wurden die beschränktesten und elendesten Köpfe Mediciner, was die hiesige Universität leider nur zu sehr beweist. Durch jene Maßregel der Regierung wird nun dießem Unfuge Einhalt gethan werden. Der wissenschaftlich gebildete Mediciner ist überall willkommen, während der Pfuscher zu Grunde gehen muß. Meine Absichten giengen aber nie auf die Erlangung eines Physikats und einer Besoldung von 600 Gulden. Ich treibe die Medicin, nicht des Gewinnes wegen, sondern aus den reinsten, uneigennützigsten Absichten, den Zustand, wodurch ich dieße Absicht erreiche, können Sie nicht errathen; ihn zu erreichen werde ich mit aller Kraft streben. Aufwand von Zeit und Geld gehört noch dazu; ersteren kann blos allein ich machen, und mit letzterem hoffe ich weder Ihnen, noch weniger aber dem Staate beschwerlich zu fallen; denn bey uns in Bayern macht man es sich zur besonderen Pflicht, jeden angewandten Kreuzer, dem, für welchen er angewandt wurde, tausendmal jährlich ins Gedächtniß zurückzurufen. Doch dieß alles sey unter uns gesagt, mehr darüber wird einst mündlich, so Gott will, mit Ihnen sprechen

Ihr gehorsamster Johannes.[1])

An Professor Seuffert:

Zürich, 9. II. 1833.

... Ja! mit Recht preisen Sie mich mal glücklich! Ich will nicht von dem Lande sprechen, dessen Anmuth und Reitze Sie selbst kennen, aber die Menschen, mit denen man leben muß, sind Männer. Ich bin nun in beiden Lagern gewesen. Ich habe die Führer beider Partheyen gesprochen. Überall dieselbe freundliche herzliche Aufnahme. Hüben und drüben habe ich den Stand der Dinge erkundigt, um das Horoskop meiner Zukunft zu stellen. Sie werden sich meiner Befürchtungen und Bedenklichkeiten erinnern; um

---

[1]) Den Namen Lucas hat er sich erst später zugelegt.

so freudiger sage ich Ihnen: das Resultat meiner Forschungen ist beruhigend. Die Anhänger der alten Ordnung scheuen sich nicht, ihre volle Niederlage und die Hoffnungslosigkeit ihre Sache zu bekennen, die es täglich noch mehr wird, da die talentvollsten z. B. Hottinger, Horner ihre Sache verlassen. Die Reformer dagegen, ihres Sieges sicher, verabscheuen alle Reaktion und wollen mit Mäßigung und auf gesetzlichem Wege das angefangene Werk weiter fördern. Man streitet hier um Prinzipien und Sachen, niemals aber verliert sich die Kampf auf das Feld des Persönlichen und beide Kämpferhaufen verachten schlechte, ehrlose, giftige Waffen.

An Johannes Müller[1]:

Zürich 1839.

. . . Sie kennen ohne Zweifel Bassi's schöne Entdeckung über die wahre Natur der Muscardine. Die Thatsache scheint mir von höchstem Interesse für die Pathogenie, obgleich meines Wissens auch nicht ein Arzt sie bisher seiner Aufmerksamkeit gewürdigt hatte. Ich ließ mir deshalb zahlreiche Exemplare von Seidenwürmern, die an der Muscardine litten, von Mailand kommen, und meine damit angestellten Versuche haben nicht bloß Bassi's und Audouin's Angaben bestätigt, sondern noch einige andere nicht ganz unwichtige Resultate ergeben. Dadurch wurde ich denn wieder an meine Ansicht von der pflanzlichen Natur mancher Impetigines erinnert, eine Ansicht, die durch Unger's schöne Arbeit über Pflanzen-Exantheme schon früher eine mächtige Unterstützung fand. Da ich gerade glücklicher Weise einige Exemplare

---

[1] Abgedruckt in Joh. Müllers Archiv. Jahrgang 1839, S. 82, unter dem Titel: „Zur Pathogenie der Impetigines. Von Prof. Schönlein in Zürich (Auszug aus einer brieflichen Mitteilung an den Herausgeber. Hierzu Tafel III Fig. 5.)

von Porrigo lupinosa W. im Hospitale hatte, so machte ich mich an die nähere Untersuchung — und gleich die ersten Versuche ließen keinen Zweifel über die Pilz-Natur der sogenannten Pusteln. Anliegend eine mikroskopische Abbildung eines Pustelstückes. Zugleich sende ich einige mit der größten Leichtigkeit aus der oberen Schichte der Lederhaut am Lebenden ausgeschälte Porrigo-Pusteln bei. Ich bin eifrig mit weiteren Untersuchungen über diesen Gegenstand beschäftigt, deren Resultat ich bald zu veröffentlichen gedenke . . .

Schoenlein.

An Johannes Schulze[1]):

Mein lieber College!

Drey Briefe haben mir am gleichen Tage die frohe Botschaft von meiner Berufung gebracht. Neben der Freude erfüllt mich aber noch jenes Gefühl, das die Wahrnehmung einer höhern Fügung in mir erregt, die ich schon so oft, vielleicht aber niemals in diesem Grade, wie bei diesem Ereignisse zu vernehmen hatte. Während vor kaum 6 Jahren eine deutsche Regierung durch einen Gewaltstreich die blühendste Universität ihres Reiches zertrümmerte, mußte eine Republik eine Hochschule improvisiren, auf der mir, glücklicher als meine Collegen, gestattet war, einzig meinem wissenschaftlichen Berufe lebend die rechtfertigenden Aufklärungen der Zeit in Ruhe zu erwarten und nun der Züricher Saturnus in der Jakobiner Mütze seine beste Schöpfung zu verschlingen droht, bietet mir Deutschlands kräftigste und intelligenteste Regierung eben die Stelle an, die ich damals so sehnlichst wünschte.

---

[1]) Geh. Oberreg. Rat im Kultusministerium in Berlin (geb. 1786, gest. 1869).

Johann Lucas Schoenlein: Ankündigung seiner Vorlesungen aus der Berliner Zeit.

Die mir gemachten Anerbietungen kennen Sie. Die Stellung, die mir in der Hierarchie der Beamtenwelt angewiesen ist, die Besoldung, die mir Ihre Regierung ausgesetzt hat; beydes nehme ich mit dem Ausdrucke des innigsten Dankes an; wenn ich auch in ökonomischer Beziehung gerade keine wesentliche Verbesserung erfahren werde, da ich hier auf ein jährliches Einkommen von 11—12000 fl. zählen konnte, was den 8—9000Thl., die nach Ihrer Berechnung die Berliner Stelle eintragen wird, nach dem relativen Geld- und Waaren-Werth beider Städte sich nahebey gleichstellen wird, doch des evangelischen Spruches: „Der Mensch lebet nicht vom Brode allein" gedenkend, erkenne ich nur zu gerne an, daß durch die Übersiedlung zu Ihnen, Vortheile einer viel höhren Ordnung sich darbieten, gegen welche die kleinlichen Geld-Interessen unbedingt zurücktreten müssen. Der Ruhm, die erste Lehrkanzel in der ersten medicinischen Fakultät Deutschlands einzunehmen, die Gelegenheit auf einen großen Kreis von Zuhörern fast aus allen europäischen Ländern, die der wohlbegründete Ruf der wissenschaftlichen Anstalten von Preußens Hauptstadt in deren Mauern vereinigt, durch Wort und That einzuwirken, die Möglichkeit in jenem Brennpunkte europäischer Bildung und Wissenschaft, unterstützt von dem wohlwollenden Rathe und der künftigen Beyhilfe befreundeter Collegen, Arbeiten zu vollenden, an die ich die Kraft der besten Mannesjahre gesetzt und deren Resultate in der höchst unvollkommenen und häufig entstellenden Mittheilung an das ärztliche Publikum mit einer ihren Werth vielleicht bedeutend überschätzenden Aufmerksamkeit aufgenommen wurden — und dieses wissenschaftliche Leben unter den mächtigen Schutz einer intelligenten Regierung gestellt, die in ihren wissenschaftlichen Instituten eine Grundsäule ihres Ruhms und ihrer Macht erkennt,

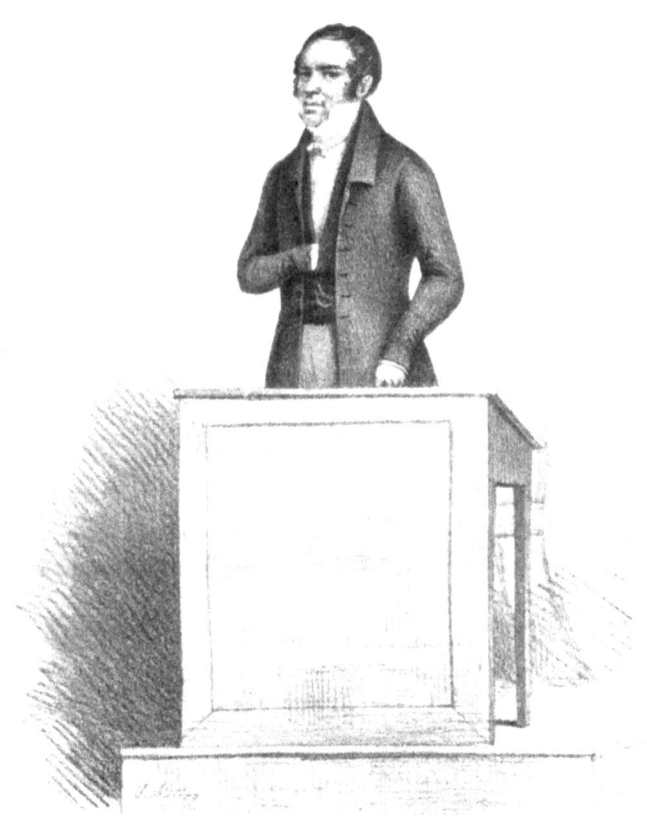

Johann Lucas Schoenlein.

das sind die verführerischen Reize der Berliner Klinik, denen ich nicht zu widerstehen vermag.

Je mehr ich aber den Werth der erhaltenen Anerbietungen zu würdigen im Falle bin, um so lebhafter fühle ich auch die Verpflichtung, genau zuzusehen ob ich wohl auch im Stande bin, den gerechten Anforderungen der Regierung zu entsprechen. Die persönliche Frage lasse ich bey Seite. Mit um so größer(er) Aufmerksamkeit muß ich dagegen die sachlichen Verhältnisse untersuchen...

Der erste und wichtigste Punkt nun, wo ich zuvor klar sehen muß, ist die Bestimmung der Größe und des Umfangs der Mittel, die mir für den klinischen Unterricht zur Verfügung gestellt werden....

Das andere nicht minder große Hinderniß für einen guten klinischen Unterricht erblicke ich in der Verfügung, daß der Lehrer sich dabey der lateinischen Sprache bedienen soll. Meine Einwendungen dagegen sind nun durchaus nicht subjektiv und persönlicher Art, sondern rein objektiver Natur. Die Arzneykunde ist in der neusten Zeit endlich einmal wieder in jenes naturgemäße Verhältniß zu den übrigen Zweigen der Naturkunde getreten, aus dem sie zu ihrem bittersten Schaden nur zu lange gewaltsam losgerissen war. Das Gebiet der Naturkunde ist aber die glänzendste wissenschaftliche Eroberung der neuen Zeit. Es hat sich hier, besonders in den auf die Medicin so einflußreichen Doktrinen der Chemie und Physik, ein so reicher Kreis ganz neuer Phänomene und Thatsachen aufgeschlossen und diese hinwieder soviele neue Ideen und Begriffe geschaffen, daß es vergebliches Mühen ist, dafür bezeichnende Worte in dem lateinischen Sprachschatze zu suchen. Wie die Sprache der alten Welt für die Naturkunde der Neuzeit zu enge geworden ist, so auch für die heutige Medicin, welche die Resultate, die die Naturforschung auf allen ihren verschiedenen Gebieten errungen hat zu ihrem Frommen und zu ihrem Nutzen verwendet. Das Festhalten an der Bestimmung: sich bei dem Vortrage der angewandten Pathologie und Therapie d. h. bey der Klinik der lateinischen Sprache zu bedienen führten nothwendig die Alternative herbey: entweder die neuen Entdeckungen und Forschungen auf dem Gebiete der Naturwissenschaften und der Heilkunde dem Genius der Sprache der alten Welt zu opfern, oder diesen zu mißhandeln, indem man jene nach Gebühr und Recht berücksichtigte. Das eine wäre Verrath an der Wissenschaft, das andere müßte nur die tragisch-komische Scene täglich wiederkehren machen, wie der Lehrer sich abmüht, die lebensfrischen Ideen und Begriffe einer neuen Wissenschaft in die fernen einer todten Sprache einzuzwängen während die Zuhörer sich abquälen, sie ebensoschnell wieder durch Übertragung in ihre Muttersprache von den hemmenden Fesseln zu befreyen; wo dann an Mißgriffen von der einen Seite, an Mißverständissen von der andern sicher niemals Mangel seyn wird. Wenn ich mich in den 20 Jahren meines klinischen Lehramtes einiges Beyfalls und manches Erfolges zu erfreuen habe, so danke ich beydes wohl zunächst mit dem Umstande, daß das lebendige Wort der Muttersprache zum Herzen meiner Zuhörer drang, während der Laut eines toten Idioms wohl kaum so leicht den gleichen Weg finden möchte....

Wenn Sie diese Wünsche billig und passend finden wie ich es hoffe, so bedarf es wohl kaum noch der Bitte, dieselben durch Ihre und Ihrer Freunde Fürsprache zu unterstützen.

Freundschaftliche Grüße an Mutter und Jüngsten

von Ihrem

Schoenlein.

Zürich, 29. IV. 39.

An J. Schulze:
Hochgebietender Herr Staats-Minister!
Nebst der pathologischen Anatomie wird als die Basis jeder rationellen Arzneykunde die diagnostische Technik, d. h. die Lehre von den Mitteln und Wegen, um zur Erkenntnis des Sitzes und der Natur der Krankheit zu gelangen, allgemein anerkannt.
In gerechter Würdigung der Wichtigkeit dieses Lehrfaches hat das hohe Ministerium der geistlichen, Unterrichts- und Medizinal-Angelegenheiten schon im Jahre 1848 den Privatdozenten Dr. *Traube* mit dem speciellen Vortrage über diese Theile beauftragt und ihm zu diesem Ende auch eine Anzahl von Krankenbetten in der Charité zur Verfügung gestellt. Der Dr. *Traube* hat seine Wahl zu dieser Stelle durch seine 8jährige Dienstführung glänzend gerechtfertigt. Die in der medicinischen Welt allgemeine und einstimmige Anerkennung seines eminenten Lehrtalents, seine stets gefüllten Auditorien und die wiederholte von der medicinischen Fakultät beantragte und vom hohen Ministerium genehmigte Remuneration seiner Leistungen geben lautes Zeugnis dafür. Da sich aber gewisse Übelstände ergeben haben, die hemmend und störend auf die Wirksamkeit dieses trefflichen Lehrers einwirken müssen, so halte ich es für meine Pflicht, solche zur Kenntnis Euer Excellenz mit der ganz gehorsamsten Bitte zu bringen: die Beseitigung dieser Hemmniße — in sachlicher wie persönlicher Beziehung — hochgeneigtest zu befehlen.
Zu diesem Ende erlaube ich mir anliegend das mir von Dr. *Traube* eingereichte Promemoria Euer Excellenz zu behändigen und den Inhalt desselben Hochderen wohlwollender Berücksichtigung dringendst zu empfehlen.
In ehrfurchtsvoller Ergebenheit Euer Excellenz gehorsamster Diener   gez. Dr. Schoenlein.
Berlin, den 10. August 1856.

Friedrich Wöhler

Geboren in Eschersheim bei Frankfurt a. M. am 31. Juli 1800, gestorben am 23. September 1882 in Göttingen. — Obwohl von Beruf Chemiker, gehörte er seinem Studiengang nach der Medizin an, die ihm unter anderen die Darstellung des Harnstoffs aus zyansaurem Ammoniak (1828) und seine Arbeiten über die Harnsäure (1837/38) verdankt. Als Student hat Wöhler unter anderem Anatomie studiert und sich an den Sezierübungen beteiligt. In den späteren Semestern hat er sich unter Leitung des Geburtshelfers Naegele für dieses Fach interessiert. Dagegen ist es wunderbar genug, daß Wöhler als Student niemals Vorlesungen über Chemie besucht hat. Später freilich hat Wöhler bei Berzelius in Stockholm Chemie gehört. Nach dem medizinischen Doktorexamen 1823 riet Gmelin die praktische Medizin aufzugeben und sich ganz der Chemie zu widmen. „Wöhler hat das, was ihm das Studium der Medizin gespendet hat, tausendfältig mit seinem reichen, unbeschadet aller in das scheinbar Kleine sich vertiefenden Studien doch stets das große Ganze im Auge behaltenden Genius wiedererstattet." Bis zu seinem Lebensende gehörte er der Göttinger medizinischen Fakultät als ordentlicher Professor an. Der folgende fröhlich-schalkhafte Brief ist an v. Meyer gerichtet und betrifft Liebigs und Wöhlers Arbeit: „Untersuchung über die Natur der Harnsäure", Poggendorffs Annalen, Bd. 91, und Liebigs Annalen, Bd. 26.

Lieber Freund! Göttingen, 17. April 1838.

Ich komme mit einer Bitte, mit der Bitte, daß auch Du bald mit einer Bitte kommen mögest, damit ich Gelegenheit bekomme, Dir Deine Güte, die ich in unberechenbarer, nie versiegbarer Quantität vorauszusetzen alle Ursache habe, wieder zu vergelten.

Von der Caßler Messe kommend, wird wahrscheinlich auch in *Frankfurt* eine Riesin (Une géante, accompagnée du Marquis de Carabas, wie der Zettel sagt). Außer diesem Marquis ist diese Riesin noch begleitet von einer großen Schlange, welche gleich dem Marquis und der Riesin und allen Lebenden von Zeit zu Zeit ihre Notdurft verrichtet. Der Dreck, den sie dabei von sich giebt, hat für mich großen Werth — ich meine damit die weiße Masse (wie bei den Vögeln), die der Harn ist, wie Du weißt, und aus Harnsäure besteht. Wir sind, *Liebig* und ich, mit einer Untersuchung über letztere beschäftigt, wovon wir schon einen Theil in Poggendorffs Annalen publicirt haben, und wir besitzen zur Beendigung der Arbeit nicht mehr so viel Material, als wir nöthig haben. Wir bieten daher, in betracht der Merkwürdigkeit der Resultate, zu denen wir bereits gelangt sind, alles auf, uns Schlangendreck zu verschaffen, um die Arbeit nach allen Seiten hin vollenden zu können. Von dem Besitzer der obigen Thiere, der Schlange, der Riesin und des Marquis de Carabas, habe ich bereits in *Cassel* einiges Excrement — wohl zu verstehen, von der Schlange nicht vom Marquis — erhalten. Ich habe ihm gesagt, — um ihm den Preis des Dreckes nicht zu sehr steigern zu lassen, wenn er sieht, daß eine große Concurrenz darum ist — daß er eigentlich für einen Freund in *Frankfurt* bestimmt sei, der ein Liebhaber von allerlei Dreck sei, und auch dort zu ihm kommen werde, um womöglich noch jeden Stuhlgang, dessen sich die Schlange zu erfreuen gehabt hätte, zu bekommen.

Meine Bitte geht nun dahin, daß es Dir gefallen möge, in jene durch das herrliche Gemälde der Riesin erkennbare Bude zu gehen, Dich als den Excrement-Liebhaber, für den der Dreck in *Cassel* gekauft worden sei, zu präsentiren und Alles davon zu kaufen, was Du nur bekommen kannst, auch dabei auf jeden Dreck zu pränumeriren und Beschlag zu legen, den die Schlange während ihres Aufenthalts in *Frankfurt* von sich geben wird.

Ich habe meinem Vater eine Anweisung geben, daß er Dir, wenn Du ihn auf einem Zettel Deine Auslage wissen läßt, dieselbe wieder erstattet. Ich wende mich an Dich, weil Du in dergleichen eine Einsicht hast, Dich auf den Rummel versteht und Dich dafür interessirst. Ich wollte mich anfangs an den Dr. *Böttger*[1] wenden,

---

[1] Rud. Böttger (1806—1881), Dr. phil., Prof. der Physik und Chemie am physikalischen Verein zu Frankfurt.

bedachte aber, daß er weniger als Du zu Aufträgen und Geschäften geeignet ist.

Vielleicht bist Du so glücklich zu erfahren, daß in *Frankfurt* sonst ein Besitzer von Schlangenexcrement (von früheren Menagerien her) existirt, der für mich, für Geld und gute Worte davon abgeben wollte. Je mehr ich bekommen kann, um so besser, ich würde einen ganzen Wagen voll nehmen. — Vor allem siehe zu, daß Du dem Dr. *Böttger* zuvorkommst, der ohne Zweifel ebenfalls sein Augenmerk darauf haben wird. Er muß ihn dann wieder herausgeben, ich will ihm andere chemische Dinge dafür anbieten.

Was Du bekommen hast, schicke mir durch die Post mit der Signatur „chemische Präparate".

Leb wohl

Dein alter Freund

Wöhler.

Johannes Müller

Geboren den 14. Juli 1801 in Koblenz, gestorben den 28. April 1858 in Berlin. — Als J. Müller bei Lebzeiten um seine Biographie gebeten wurde, antwortete er: „Vom Leben eines Gelehrten ist außer seinen Schriften nichts zu merken nötig, als sein Geburts- und sein Todesjahr." Als Sohn eines Schuhmachers geboren und zur katholischen Theologie bestimmt, wandte sich Müller bereits im Herbst 1819 dem Studium der Heilkunde zu. Als Student erwarb er sich einen Preis mit einer Arbeit über die Atmung des Foetus. 1822 promovierte er. Von größtem Einfluß auf ihn wurde Rudolphi, dessen Nachfolger er wurde und bis zu seinem Tode blieb. In Bonn Privatdozent, wurde er 1826 außerordentlicher Professor. 1830 wurde er ordentlicher Professor und 1833 Professor der Anatomie und Physiologie und Direktor des anatomischen Theaters wie des anatomisch-zootomischen Museums. Müllers „Bedeutung liegt einmal in seinem unbeirrten Streben nach Objektivität und dann in seiner fast universellen Vielseitigkeit". Zu seinen Schülern gehören Schwann, Jacob Henle, Brücke, du Bois-Reymond, Virchow, Helmholtz, Remak u. a. Sein Handbuch der Physiologie aus den dreißiger Jahren des 19. Jahrhunderts ist noch heute eine wertvolle Fundgrube. — Auf seinen Forschungsreisen geriet Müller mehrmals in Lebensgefahr, am schrecklichsten war der Schiffbruch, den er an der Küste Norwegens in der Nacht vom 9./10. September

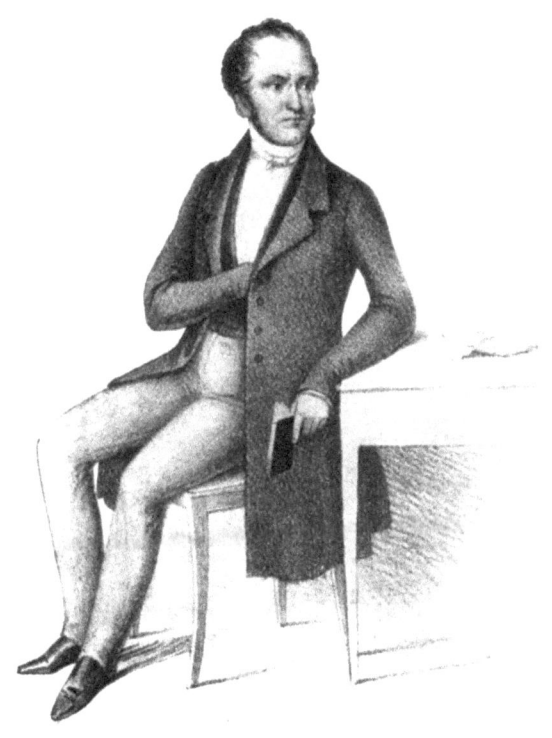

Johannes Müller.

1855 erlitt. Darüber berichten die Briefe an den Physiologen Donders und der wahrscheinlich an Schauenburg (1819—76) gerichtete. Die drei Briefe an den Kliniker Joh. Lucas Schoenlein betreffen dessen zwei berühmt gewordene Arbeiten und dessen Berufung nach Berlin.

Herrn

Professor Dr. Schönlein

in

Zürich

Poststempel:
Berlin 9—10,
26. I. (1836)

Siegel:
Königl. Anatomisches
Museum in Berlin.

Hochverehrtester Herr Collega!

Zuerst bitte ich um Ihre gütige Entschuldigung, daß ich so spät erst auf Ihre mir so werthvolle Zuschrift[1]) antworte. Ich hatte alle Gelegenheiten wahrgenommen um recht bald zum Zweck zu kommen. Indeß der *Typhus abdominalis* ist gerade jetzt in den hiesigen Hospitälern so selten, daß ich aller Bemühungen ungeachtet doch noch keinen reinen Fall von Typhus abdom. nämlich mit Darmgeschwüren beobachten konnte. Unter diesen Umständen schien es mir ganz zweckmäßig vorläufig auf die Excremente bei andern Leichen sein Augenmerk zu richten. Prof. *Ehrenberg*[2]) hatte vor längerer Zeit beobachtet, daß das *meconium* mikroskopische Krystalle enthalte. Ich schloß daraus, daß dergleichen Krystalle auch in den Leichen von Erwachsenen häufiger vorkommen möchten. Im *Meconium* fand ich kleine Krystalle wieder, obwohl nicht so häufig als sie *Ehrenberg* in einem Fall gefunden; es schienen Täfelchen zu seyn. In den Excrementen von Erwachsenen haben wir öfter und ziemlich häufig Krystalle gefunden und zwar in den verschiedensten

---

[1]) Vom 23. Nov. 1835. Joh. Müller druckte den Brief in seinem Archiv 1836, S. 258f., ab unter dem Titel: ,,Über Crystalle im Darmkanal bey Typhus abdominalis".

[2]) Chr. Gottfr. Ehrenberg, 1795-1876; vgl. über ihn: Max Laue, Berlin (Springer) 1895.

Krankheiten. Ich meine die Excremente, wie sie sich im Dickdarm bei den Leichen des anatomischen Theaters vorfanden. Unter diesen war auch ein Fall von sogenanntem Nervenfieber, aber ohne Darmgeschwüre und ein anderer, wo Geschwüre im Dickdarm, aber nicht im Ileum waren. Die andern Fälle streiften durchaus nicht ans Typhöse. Die Krystalle waren zum Theil noch eben mit bloßem Auge erkennbar, andere erst mit dem Compositum. Wir suchen sie in den Excrementen, nachdem etwas auf ein Täfelchen dünn gestrichen ist, mit der zusammengesetzten Loupe auf und betrachten sie dann, sowie das übrige mit dem Compositum. Mehrmals sahen wir rechtwinkliche Täfelchen, ein andermal ein Rhomboeder oder auch wohl ein rhombisches Prisma, oder lange vierseitige Prismen, an beiden Enden vierseitig zugespitzt. Diese Krystalle waren nicht eben leicht zu finden, sondern schienen sehr sparsam, so daß wir in einigen Fällen lange vergeblich suchten und hernach ein Krystallchen auffanden (versteht sich in nicht abgetrockneten Theilchen), in denen viele Krystalle beim Trocknen anschießen können. Haufen wie in Ihrer Abbildung haben wir noch nicht finden können. Ihr Brief läßt es zweifelhaft, ob Sie die Krystalle bloß in den Excrementen, oder gerade in den Schorfen der Darmgeschwüre fanden. Auf diese Schorfe wird es mir nun zunächst ankommen, sobald ich einen Fall von wahrem *Typhus abdominalis* bekomme. Die Untersuchungen werden fortgesetzt und das Weitere Ihnen sogleich mitgetheilt. Vorläufig bitte ich Sie um die Erlaubniß die mir gütigst übersandten Zeichnungen für das Archiv stechen lassen zu dürfen. Selbst dann, wenn die Krystalle im *Typhus abdominalis* nur häufiger sind als sonst, ja wenn sie sich selbst mit gleicher Häufigkeit in den verschiedensten Leichen vorfinden sollten, ist die Sache von großem Interesse

und kann noch zu vielem führen. Sie haben mein hochgeschätztester Herr College, nicht weniger hier, wie an anderen Orten, viele Verehrer und mancher hat schon daran gedacht, wie hier Vieles ganz schön werden könnte, wenn wir Sie besäßen. Daß sich dieß einmal realisieren möge, wünsche ich von ganzem Herzen.
      Mit der ausgezeichnetsten Hochachtung
                        Ihr
                                    Dr. Jo. Müller.
Berlin 25./I. 36.

Herrn
   Professor Schönlein
         Wohlgeboren
      in
      Zürich

Poststempel:
Berlin 3—4
9. 8. (1838)

Siegel:
Königl. Anatomisches Museum.

   Verehrtester Herr College!
Ich bin Ihnen für die wichtige Mittheilung verbunden, welche Sie mir gemacht und welche ich mit Ihrer Erlaubnis für das Archiv[1]) benutzen werde. Ich habe das mir gesandte Objekt untersucht und allerdings mußte ich gestehen, daß die mikroskopischen Formen keine Ähnlichkeit mit irgend einem mir bekannten animalischen Körper haben. In vielen Fällen erkannte ich die in Ihrer Zeichnung dargestellten Formen, obgleich im Allgemeinen (wohl wegen des Eintrocknens) weniger Fäden als vielmehr die kleineren sporenartigen Körperchen zu sehen waren. Mehrmals schienen mir die längeren Fäden aus Gliederchen

---

[1]) Dort abgedruckt 1839, S. 82, unter dem Titel: „Zur Pathogenie der Impetigines"; es handelte sich um das 1845 von R. Remak bezeichnete „Achorion Schönlein".

zusammengesetzt. Prof. *Ehrenberg* ist seit einiger Zeit schon auf einer Reise nach Paris und London begriffen. Daher konnte ich ihm noch nichts mittheilen. Doch habe ich die Substanz aufbewahrt. Dagegen habe ich Prof. *Meyen*[1]) consultiert, der viel Erfahrung in den einfachen Pilzen hat. Auch er hielt die Substanz für eine vegetabile. Was den zweiten in der Zeichnung dargestellten Pilz betrifft, so hielt ihn *Meyen* nicht für aus dem ersten entstanden und damit identisch; er hält ihn vielmehr für den gewöhnlichen *Aspergillus glaucus*, der sich auf sich zersetzenden thierischen und pflanzlichen Stoffen erzeugt und der so auch auf der ausgesäten (?) Substanz der porrigo entstanden sey. *Meyen* hat sich gerade sehr viel mit der Entwicklungsgeschichte des *Aspergillus glaucus* beschäftigt, er arbeitet auch viel über Pilze auf lebenden Pflanzen, Insecten und zeigte mir sehr schöne Zeichnungen. Doch sah ich, daß seine Ansichten sehr von denen *Meyens* abwichen. Seine Ansichten sind in seinen Jahresberichten enthalten. In Hinsicht der *Bartelsschen* Stelle[2]) ist es bei unserm Ministerium noch immer nicht zu einem Entschluß gekommen. Wie erwünscht uns Ihre Acquisition wäre, brauche ich Ihnen nicht zu sagen. Daß Sie vor allem gewünscht werden ist eine Thatsache und ich freue mich sagen zu können, daß wir einstimmig darin sind. Von unserer Seite ist Alles geschehen und die nachdrücklichsten Mittel sind nicht verfehlt worden, das Bedürfnis auszusprechen. *Jüngken*,[3]) der auf seiner Reise, wie er mir sagte, durch Zürich kommen wird, mag Sie über alles unterrichten, was zu schreiben zu weitläufig sein würde.

---

[1]) J. B. Meyen, Beiträge zur Pflanzenphysiologie. Archiv für Naturgeschichte. 1837 und 1838.
[2]) Bartels (1778—1838) kam 1828 nach Berlin und hielt den klinischen Unterricht noch in lateinischer Sprache.
[3]) Joh. Chr. Jüngken (1793—1875), Prof. der Augenheilkunde in Berlin.

Was nun für ein Entschluß gefaßt werden wird, kann ich nicht vorauswissen. Das entgegenstrebende Interesse ist durch die Allgemeinheit, womit sich unsere wahren Interessen offen ausgesprochen, ziemlich neutralisiert; und es ist die Zeit auch nicht mehr, wo particulare Interessen, die mit dem der Universität und der Wissenschaft nicht harmonieren, so sehr zu fürchten wären. Wir rechnen darauf, daß sofern an Sie ein Ruf ergehen sollte, Sie sich diesem großen und Ihrer würdigen Schauplatz der Wirksamkeit nicht entziehen werden. Wenn es zur Berufung kommen sollte, worüber die nächste Zeit entscheiden wird, und wenn Sie darauf eingehen, so rathe ich aus guter Kenntnis der hiesigen Verhältnisse, in Hinsicht der Stellung zu der klinischen Anstalt in oder außer der Charité nicht zu viel Bedingungen zu machen. An diesen scheitert hier gewöhnlich alles. Wenn man aber erst hier ist, so erhält man für die großartigsten Bedürfnisse einer wissenschaftlichen Anstalt auch alles, was man nur wünschen mag, und ich wüßte kein Land, das sich in dieser Hinsicht Preußen vergleichen ließe. Sie sollten nur das anatomische Museum in seiner jetzigen Ausgestaltung sehen und mit dem was es gewesen ist vergleichen. Zum Neubau einer Anatomie wird es wohl auch in der nächsten Zeit kommen. Ich habe wenigstens die größte Hoffnung dazu und ihre Erfüllung ist zugesichert. So würde es auch nicht schwer fallen, die ehemalige innere Klinik der Universität außer der Charité, welche zu klein war, zu erweitern, falls ein klinischer Lehrer darauf dringen sollte, außer der Charité, wo seit *Bartels* die innere Klinik war, seine Klinik zu haben. Die Kliniken in der Charité haben aber ihre außerordentlichen Vortheile für einen berühmten Lehrer, da man die interessantesten Kranken aus dem großen Ganzen sich für seine Klinik aussuchen kann und mit der Verwaltung nichts zu thun hat. Daß *Bartels* seine Vortheile nicht zu benutzen wußte, ist bekannt. Die andern klinischen Lehrer in der Charité haben nicht im geringsten zu klagen und haben sich sogleich alle Verhältnisse geebnet. Ein großer Mangel war, daß bisher keine Hilfsärzte aus dem Civil in der Charité waren. Dazu kann es aber bald kommen und es ist schon die Anregung dazu von mehreren Seiten gegeben. Wir haben darauf gedrungen, daß wenn der zu berufende Lehrer die Herstellung und Erweiterung der Anstalt außer der Charité verlangen sollte, dieses ihm bei seiner Berufung versprochen werden solle. So ausgedrückt schließt die Sache alles in sich und das Weitere hat dann an Ort und Stelle keine Schwierigkeiten. Aber bestimmte Bedingungen lassen sich nicht gut machen und wenn man sie machte, so würden manche Leute es benutzen um die Berufung zu hintertreiben. Was ich hier sage ist alles aus der unmittelbarsten Erfahrung unserer hiesigen Verhältnisse genommen. Da ich in einigen Tagen von hier nach dem Rhein und vielleicht noch weiter gehe, so wollte ich nicht unterlassen, für mögliche Fälle mich gegen Sie auszusprechen; ich komme erst Anfang Oktober wieder; ich verlasse Berlin nicht ohne meinerseits alles benutzt zu haben, was dazu beitragen kann, Sie zu gewinnen, und da unsererseits alles geschehen ist, um entgegengesetzte individuelle Interessen von vornherein zu neutralisieren, so kann man jetzt der Sache getrost ihren Gang lassen. Sollten Sie, falls es zu einer Unterhandlung kommen sollte, einmal nöthig haben, an jemand hier privatim zu schreiben, so empfehle ich Ihnen den jetzigen Rector Geheimen Rath *Boekh*, der die medizinischen Verhältnisse, so weit sie diese Angelegenheit berühren, sehr gut kennt, die redlichsten Wünsche für das Wohl der Fakultät und Universität hegt, und ein Mann von großer Geschäftskenntnis ist. Die bisherige Einrichtung, daß die Klinik lateinisch gehalten wurde, wird wahrscheinlich aufhören, da sie sich gar nicht bewährt hat. *Rust*[1]) ist nicht hier und wird wohl auch erst im Spätherbst wiederkommen. Er hat immer seine besonderen Interessen und darum ist ihm auch jetzt nicht zu vertrauen. Bei allen seinen Verdiensten um die Verwaltung des Medizinalwesens hat er dem höheren medizinischen Unterrichtswesen mehr geschadet als genützt; für die Folge ist indes wenig von dieser Seite zu besorgen.

Mit herzlicher Verehrung
Ihr
Dr. Jo. Müller.

Berlin d. 8. August 1838.

Herrn
Professor Dr. Schönlein
Wohlgeboren
in
Zürich

Poststempel:
Berlin 19. 4. 4—5. (1839)

Siegel:
Königl. anatomisches
Museum Berlin.

Theuerster Herr College!

Nachdem der Ruf an Sie für unsere Universität nunmehr ergangen ist kann ich nicht umhin, Ihnen zugleich zu schreiben und Sie auf das freundlichste zu begrüßen. Kommen Sie recht bald, im Laufe des Sommers noch, Sie werden mit Sehnsucht von uns erwartet[2]). Keine geringe Freude macht es uns, daß die Sache durchgedrungen, und wenn es erst bekannt werden wird, wird sie allgemein seyn, da das ganze Publicum hier an einer Angelegenheit dieser Art großen Antheil nimmt und diesmal in hohem Grade

---

[1]) Joh. Nep. Rust (1775—1840).
[2]) Erst am 6. Mai 1840 hielt Schönlein — zum erstenmal in deutscher Sprache — seine Antrittsvorlesung, der u. a. Rudolf Virchow und Helmholtz und du Bois-Reymond beiwohnten.

genommen hat. In Hinsicht der Einkünfte an Honorar wird es Ihnen vielleicht interessant seyn zu erfahren, daß eine Klinik hier sehr wohl 3000 Rth. an Honorar tragen kann (im Jahr). So viel nämlich hat *Rust* aus der chirurgischen Klinik, wie mir aus den Institutlisten bekannt ist. Daß Ihre Vorlesungen über spezielle Pathologie und Therapie ebenso sehr besucht werden, läßt sich als gewiß voraussetzen. Wie groß auch die Zahl der Dozenten hier ist und wie sehr es sich danach zu theilen scheint, so haben doch immer nur einige Dozenten in der medizinischen Fakultät einen numerus und es theilt sich nur, wenn eine Hauptvorlesung bei dem Ordinarius derselben nicht ziehen will, im entgegengesetzten Fall werden alle von Einem angezogen. In Hinsicht der Verhältnisse der ehemals lateinischen Klinik habe ich Ihnen schon im vorigen Sommer geschrieben und wiederhole ich nochmals, daß Sie in dieser Hinsicht nicht zu viel bedingen mögen. Gewisse Leute könnten es sich zu nutz machen. Sind Sie mit den allgemeinen Anerbietungen zufrieden, so sagen Sie zu. Alles wird sich dann hier nach Ihren Wünschen arrangieren. Daß die Facultät schon im vorigen Jahr angetragen, daß die Klinik zum Vortheil ihres Lebens in der Hauptsache deutsch seyn soll, habe ich Ihnen schon früher mitgetheilt. So viel ich weiß, wird man auch darauf eingehen, da die ganze Einrichtung nur zum Vortheil des sel. *Bartels* getroffen war, dem dadurch ein Zwangscollegium ward. *Krukenberg*[1]) in Halle war der bis jetzt geltenden Bestimmung der lat. Klinik gar nicht nachgekommen und man hat ihn nicht gezwungen. An den Doctorexamina müssen Sie Antheil nehmen, Sie participieren dadurch nach dem Aussterben der 4 Senioren (3 sind noch übrig) an den Emolumenten und diese betragen dann 2½ Louisd'or von jedem Examinierten auf den Examinator.

---

[1]) Krukenberg (1788—1865).

Da immer 3 zusammen examiniert werden, so kömmt es nicht zu oft, und es ist vielmehr angenehm, da man Gelegenheit erhält, seine Collegen zu sehen. Die Zahl der *promoti* beträgt im Jahr bis 130 und 140. An den allerdings lästigen Staatsprüfungen, die ziemlich viel eintragen, können Sie Antheil nehmen oder nicht, ganz nach Ihrem Belieben, da es eine Sache für sich ist. Ich halte es für gewiß, daß wenn Sie hier sind die Zahl der Medizin Studierenden sich um mindestens $1/4 - 1/2$ vermehren wird, und es stehen der medizinischen Fakultät, die jetzt schon in vieler Hinsicht gut bestellt ist, die blühendsten Zeiten bevor. Nun mein theurer Collega, seyn Sie auf das herzlichste als der unserige begrüßt und lassen Sie sich bald in unserer Mitte bewillkommnen.

Ihr ganz ergebener

Müller.

Berlin 19./4. 39.

Das Gelingen der Sache war mir seit ungefähr einem Monat gewiß, die äußeren Schwierigkeiten waren längst geebnet. Ihr Brief an *Dieffenbach* kam zur rechten Zeit. Der jetzige Decan Prof. *Schulze* hat sich sehr wacker benommen. Daß es so spät geworden, hat auch seine Vortheile. Sie finden alles geebnet. Einige höher stehende Personen haben der Sache die letzten und wichtigsten Dienste gethan.

Haben Sie meinen herzlichen Dank für die Sendung der *Muscardine*, ich habe an mehrere davon vertheilt. M[üller].

An C. F. Donders:

Verehrter Herr College!

Nach einer fast dreimonatlichen Abwesenheit bin ich seit Kurzem hierher zurückgekehrt und es drängt mich Ihnen Nachricht zu geben von dem Empfang ihrer Sendung und Ihnen meinen besten Dank zu sagen. Von den Schicksalen, die ich unterdeß erlebt habe, werden Sie einige Kenntnis erhalten haben, da sie einige Zeit durch die öffentlichen Blätter gegangen sind. Ich meine den schrecklichen Schiffbruch, den ich in Norwegen durch den Zusammenstoß zweier Dampfschiffe in der Nacht vom 9. zum 10. September erlitt, bei dem so viele Menschen, auch einer meiner jungen Gefährten, ein hoffnungsvoller, das Leben verloren und wobei ich einer der Geretteten war. Nach dem Ereignis eilte ich zu den Meinigen nach dem Rhein und blieb mit meiner Frau und Kindern (mein Sohn ist praktischer Arzt in Köln) dort zusammen bis zu der Rückkehr hierher. Ich hatte es nötig, mich nach dieser Erschütterung in aller Stille und Zurückgezogenheit geistig auszuheilen; denn ich war lange nicht imstande das Geschenk des Daseins zu genießen und ich sollte es erst wieder lernen von der Liebe und Theilnahme so Vieler, daß ich noch ein Recht darauf hatte. Unsere diesmalige Reise war überhaupt in vieler Hinsicht ungünstig, und das Ziel, Bergen in Norwegen, so unergiebig, wie ich es nie wieder erlebt habe. Dies war auch die Ursache, daß ich mich so bald wieder auf die Rückreise begab. Das Unglück ist bei Christiansand bald nach der Abfahrt aus dem dortigen Hafen geschehen, und bei stiller See, bei sternenhellem Himmel, ohne Nebel, wir sind also durch die beispiellose Unvorsichtigkeit, durch Mangel aller Wachsamkeit zugrunde gerichtet worden. Das kann wohl auf Norwegischen Dampfschiffen und bei Norwegischen Capitänen geschehen. Daß ich meine Instrumente, Bücher und alles andere, was ich bei mir hatte, verlor, versteht sich von selbst. Glücklicherweise hatte ich in meiner Weste, die ich trug, einige hundert Thaler in Papiergeld gerettet, von denen ich meine nächsten Bedürfnisse bestreiten konnte. Ich bin übrigens mit all den Klei-

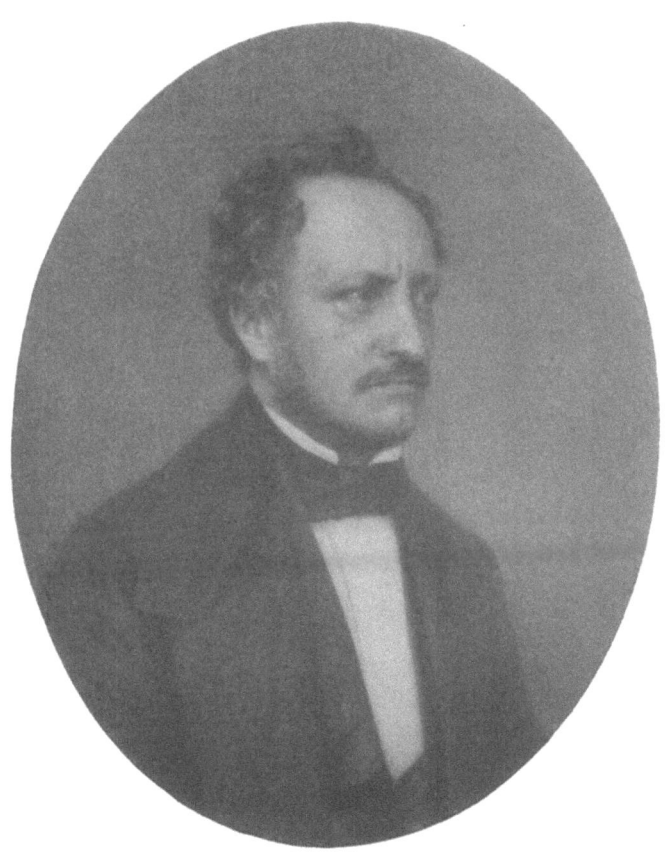

Johannes Müller.

dern, die ich gerade an mir hatte, ins Meer gekommen, und es ist ein Wunder, daß ich mich in so ungünstigen Verhältnissen so lange auf dem Wasser durch Schwimmen und Festhalten an schwimmenden Holztrümmern halten konnte. Das größte Glück ist ferner, daß niemand von meiner Familie bei mir war auf dieser Reise, nicht mein Sohn, der mich so oft in früheren Jahren begleitet; denn ohne diesen hätte ich nicht gewagt zu seiner Mutter wieder zu kehren.

Ich bitte Herrn Dr. *Berlin* freundlichst von mir zu grüßen.

Mit ausgezeichneter Hochachtung
Ihr ganz ergebener
J. Müller.

Berlin, d. 12. Nov. 1855.

An K. H. Schauenburg[1]):

,,Hochgeehrtester Herr Kollege!

Ich kann das Jahr nicht wechseln, ohne Ihnen einige Nachricht von mir zu geben. Ich hatte es so bedauert, Sie nicht bei dem kurzen Aufenthalt in Bonn sprechen zu können, und war wenigstens mit der befriedigenden Nachricht weggegangen, daß Ihre Krankheit nicht von tieferer Bedeutung war. Ich habe mich allgemach von meinem Unglück, dem Schiffbruch und der geistigen Niederlage, die auf ein solches Ereigniß folgt, erholt. Am meisten hat dazu der stille und zurückgezogene Aufenthalt in Cöln mit meiner Familie beigetragen. Als ich hieher kam, hat das übrige die gewohnte Thätigkeit gethan. Doch hatte ich noch manche Aufregung durchzumachen. Denn ich war nicht gefaßt darauf, daß man hier so viel Wesens aus meinem Unglück und meiner Errettung machen würde und ich habe

---

[1]) Vgl. E. Ebstein, Deutsche med. Wochenschr. 1915. Nr. 6.

einen Antheil von meinen Collegen und nicht minder von meinen Schülern erlebt, von dem ich keine Ahndung hatte, daß ich ihn erwecken könnte und der mir unvergeßlich seyn wird[1]). Ich habe bei dem Ereigniß nichts behalten, als was ich in meinen Kleidern am Leibe hatte, darunter war das wichtigste ein paar hundert Thaler in Papiergeld was freilich eine sehr werthvolle Mitgabe in das Leben war. Am meisten Schmerzen machte natürlich der Verlust des jungen Gefährten, der mir sehr lieb gewesen war und auf den ich große Hoffnungen gebaut hatte[2]). Die optischen Instrumente, die mit allem andern verloren sind, sind schwer zu vermissen. Es waren darunter 2 Microscope von *Schick* und eines von *Kellner*, welche mir und meinen beiden Begleitern auf der Rückreise gehört hatten. Ich habe meine Rettung zunächst dem Holzstück, das ich erfaßte, einer schwimmenden Treppe zu verdanken, Dr. *Schneider* einem schwimmenden Hühnerstall. Mit Schwimmen hätte ich mich nicht lange erhalten können, da ich ganz in den Kleidern ins Meer gekommen war. Dr. *Schneider* war vor dem Untergang des Schiffes[3]), nachdem er die Kleider ausgezogen, ins Meer gesprungen. Ich kam mit der großen Masse der Menschen, die auf dem Hinterdeck angehäuft waren und den Augenblick des Sturzes in die Tiefe erwarten mußten bei dieser Katastrophe ins Meer. Nun war dass Geheul und der Jammer mit

---

[1]) „Jetzt wetteiferten Akademie und Universität, ihm durch öffentliche Ehren ihre Freude an seiner wunderbaren Rettung zu bezeugen; und wo hätte man nicht glauben sollen, daß er uns bis an die natürlichen Grenzen des menschlichen Daseins würde erhalten bleiben." (E. du Bois-Reymond, Gedächtnisrede, Berlin 1859, Berlin 1860, S. 138.)
[2]) Er hieß Dr. Schmidt.
[3]) Der eiserne Dampfer, auf dem sich Müller befand, hieß „Norge"; der anrennende Dampfer „Bergen" fuhr dem Norge so heftig in die Seite, daß dieser nach zehn Minuten mit allen an Bord befindlichen Menschen sank.

uns vom Meere verschluckt[1]). Als wir wieder zur Oberfläche kamen, ging einer nach dem andern für immer unter und das eine Weile hörbare Gewimmer der Schwimmenden und mit dem Tode Ringenden ging bald in eine entsetzliche Stille aus. Es sind gegen 50 umgekommen und 43 gerettet. Ich hatte nicht mehr an Rettung gehofft und war ziemlich steif, aber bei vollem Bewußtsein, als das Rettungsboot des Schiffes das uns zu Grund gerichtet, auf mich aufmerksam wurde. Ich erblickte es, als man eben einen andern herauszog und ließ dann die Treppe los um mit der letzten Kraft das Boot zu erfassen.

Gott behüte Sie vor allen ähnlichen Erlebnissen und Gefahren; so viel ist aber nicht genug zum leben — der Himmel schenke Ihnen vielmehr recht lange den Genuß[2]) Ihrer Kräfte, auch der lieblichen poetischen Gaben, die mir ein gar glückliches Geschenk der Natur erscheinen, das Sie mit *Haller*[3]) und *Rudolphi*[4]) theilen. Sie besitzen eine große Leichtigkeit in der Behandlung der Verse, so daß ich mich respectvoll verneige; noch mehr aber erkenne ich in der Behandlung des Stoffes eine geübte Kunst, die Sie Ihren Freunden bisher verschwiegen hatten.

Berlin, den 1. Januar 1856.

Mit hochachtungsvoller Ergebenheit

Ihr J. Müller."

---

[1]) du Bois a. a. O.) schreibt: „Das Knirschen der eingerannten Eisenwände, das Geprassel der mit der Feuerung zusammentreffenden See, vor allem aber das gräßliche Geheul des auf dem Deck zusammengeballten verzweifelnden Menschenknäuels, sind ihm lange nicht aus dem Sinn gekommen."

[2]) Schauenburg hatte 1853 Gedichte herausgegeben.

[3]) A. v. Hallers Versuch schweizerischer Gedichte 1732

[4]) K. A. Rudolphi, Gedichte. 1898. Berlin u. Greifswald. (Berl. Staats-Bibliothek. Y m 7616).

Armand Trousseau

Geboren am 14. Oktober 1801 in Tours, gestorben am 27. Juni 1867 in Par.s. — War zuerst in Tours unter Bretonneau tätig, der ihn in der klinischen Beobachtung schulte. Dann ging er nach Paris, studierte in Frankreich Epidemien und Endemien, ging u. a. nach Gibraltar, um das gelbe Fieber zu studieren. 1850 wurde er Professor der med. Klinik. Als Lehrer und Diagnostiker sowie als Therapeut genoß er einen großen Ruf. Bei den Diphtheriestudien war er auf Bretonneau von bestimmendem Einfluß, mit dem er in ausgedehntem Briefwechsel stand, wo all diese Fragen, Tracheotomie usw. erörtert werden. Trousseaus Hauptwerk: „Clinique médicale de l'Hôtel-Dieu de Paris" (2 Bd. 1861) ist heute noch als klassisches Werk zu betrachten, das sich durch hervorragende klinische Beobachtungsgabe und den Reiz der Darstellung auszeichnet.

An Bretonneau:

Paris, 27. octobre 1825.

... Ah! mon cher maître, que vous méritez bien le nom de vétillard, comme déjà vous vous êtes si bien acquis celui de musard! Quant à votre diphthérie, vous disais-je, nous n'y comptons plus et nous n'en parlons plus à personne, car il est honteux de mettre tant d'années à raturer un ouvrage qui ne vous avait coûté que dix-huit mois à composer. Dieu vous assiste dans votre allaitement! Le pis de tout, c'est que la honte, les reproches, rien ne prend sur vous, et je vous entends d'ici rire, en repassant longuement vos canifs, et en taillant méthodiquement le biseau de vos rasoirs; n'en parlons plus, car la bile nous passerait dans le sang.

Lundi, 19 décembre 1825.

... Vous me la promettez, cette tant promise diphthérite, pour dans trois jours. Ainsi, en prenant les choses au pied de la lettre, c'est pour les étrennes de l'an 1826. C'est bien les plus agréables étrennes que vous puissiez donner à vos élèves.

Je ferai ainsi qu'il est requis. Je corrigerai moi-même la première épreuve. Je vous ferai tenir la deuxième, et je reverrai la troisième; à moins que vous n'aimiez mieux, pour vous éviter de la peine, me laisser le soin des deux premières, et revoir vous-même la troisième. Il est bien entendu que vous renverrez ces épreuves par le même courrier, afin, que cela ne souffre pas de retard . . .

[Paris] 26 octobre 1829.

Comment se fait-il que, dans votre *Traité de la diphthérite*, vous ayez indiqué à peine la diphthérite des vésicatoires? je dis à peine, car ne l'ayant pas trouvée dans votre livre, je suppose pourtant que vous en avez parlé. Quant à la diphthérite cutanée, néant. Et pourtant vous en avez cent fois causé avec moi; comment l'avez vous oubliée? Et puis l'adynamie diphthéritique (non mercurielle), vous en soufflez un tout petit mot dans votre dix-neuvième observation; encore faut-il vous deviner et vous savoir par cœur. Cela en valait pourtant la peine. Je rabâche de tout cela dans ma paperasse, le tout d'après vous et un peu d'après moi et mes idées[1]).

18 décembre 1839.

. . . Pourquoi la diphthérite s'arrête-t-elle dans la trachée et ne file-t-elle pas avec tous ses caractères jusqu'au fond des bronches? Dieu le sait et je l'ignore. Elle se plaît au larynx et à la trachée; elle ne se trouve pas si bien dans les bronches . . .

Mon cher Maître! Paris, 27 février 1845.

Depuis que je ne vous ai écrit, un de mes petits trachéotomisés est guéri; trente et unième guérison et cent quarante-troisième opération, cent trente-deux pour le croup. Ma cent quarante-deuxième trachéotomie est au quinzième jour. La respiration laryngée est rétablie, mais le nez est diphthérique, il y a de l'adyna-

---

[1]) Trousseau, De la Diphthérite cutanée. (Arch. gén. de med. 1831. 2 sér. Bd. 23.)

mie. Il y a une pneumonie du sommet a droite. Je donne du quinquina. Guérira-t-elle? ce serait trois succès de suite, je n'ose y croire. Nous sommes au quinzième jour. Le cent quarante-troisième a guéri en sept jours. Dimanche passé j'ai fait ma cent quarante-quatrième trachéotomie, cent trente-troisième pour le croup: enfant de dix-huit mois, un peu hydrocéphale. Tout allait comme cela va après six heures, quand une convulsion me l'a tué comme un coup de pistolet.

Mille tendresses.

Josef Škoda

Geboren in Pilsen am 10. Dezember 1805, gestorben in Wien am 13. Juni 1881. — In Wien zum Doktor promoviert und unter dem Einfluß Rokitanskys stehend, begann er 1834 seine Kurse über Brustkrankheiten, in deren Erforschung er Meister war. Durch seine 1839 zuerst erschienene Abhandlung über Perkussion und Auskultation wurde er der Mitbegründer der physikalischen Diagnostik. Erst 1846 wurde er zum Professor ernannt; aus Gesundheitsrücksichten legte er diese Stelle 1871 nieder. Er gilt mit Recht als Reformator der physikalischen Diagnostik. Franz Schuh (1804—65) war der erste deutsche Chirurg, der den Aetherrausch zum Zwecke der Narkose bei Kranken verwendete; er leitete die 2. chirurgische Klinik in Wien, während J. v. Wattmann an der Spitze der ersten stand.

Lieber Bruder! 29. I. 1846.

... Gestern wurde bei Schuh eine Amputation gemacht. Etwa 1 Minute athmete der zu Operierende vorher Schwefeläther, wurde ganz gefühllos, und wußte beim Erwachen nach etwa drei Minuten, während welcher Zeit der Fuß abgenommen war, nichts von dem Vorgefallenen.

Heute wurde bei Wattmann die Resection vom Unterkiefer gemacht. Die Säge brach, und so wurde die Operation sehr verzögert. Man mußte die Kranke durch neues Einathmen von Schwefeläther über viermal betäuben, ...

Theodor Schwann

Geboren zu Neuß am 7. Dezember 1810, gestorben am 11. Januar 1882 in Köln a. Rh. — Als Student in Bonn trat er in Beziehung zu Johannes Müller. Er hat darüber ausführlich in dem unten abgedruckten Brief an du Bois-Reymond berichtet, der in dieser Beziehung sehr wichtig ist. Im Jahre 1839 erschienen seine „Mikroskopische Untersuchungen über die Übereinstimmung in der Structur und dem Wachstum der Thiere und Pflanzen", womit er die Zellenlehre begründet hat und alle lebenden Wesen im letzten Grunde auf die Zelle zurückgeführt hat. In demselben Jahr kam Schwann als ordentlicher Professor der Anatomie nach Löwen und 1849 als Professor der Physiologie nach Lüttich.

Lüttich, 22. Dezember 1858

Ich habe Joh. Müller zuerst kennen gelernt im Oktober 1830, indem ich bei ihm seine Vorlesung über Enzyklopädie der Medizin und über allgemeine Pathologie belegte. Müller genoß damals unter allen Studenten eines außerordentlichen Ansehens und Zutrauens sowohl seiner wisssenschaftlichen Leistungen als seines offenen loyalen Characters wegen. In dieser Vorlesung sprach er auch über den Bell'schen Lehrsatz und sagte, die Frage über die Verschiedenheit der Empfindungs- und Bewegungsnerven sei noch unentschieden. Ich stand den Winter über in keiner andern Beziehung zu ihm, als daß ich seine Vorlesungen besuchte. Im Frühjahr 1831 begegnete ich ihm zufällig auf einem Spaziergange und wir unterhielten uns über physiologische Gegenstände. Ich machte ihm im Gespäch einen Vorschlag zu einem Versuch über jene Frage, worauf er antwortete, er habe gerade jenen Versuch eben an Fröschen gemacht und die verschiedene Funktion der Nervenwurzeln bewiesen. Er lud mich ein, so oft ich wolle, zu ihm zu kommen, um Versuche zu machen. So habe ich denn während des folgenden Sommers alle Versuche, an denen er da-

---

[1]) Vgl. Ebstein, Charles Bell, Idee ... Leipzig 1911, S. 6f.

mals arbeitete, mit ihn gemacht. Ich erinnere mich namentlich der Versuche über die Empfindungs- und Bewegungsnerven, über Filtration des Blutes, über Bebrütung usw. Gleichzeitig besuchte ich im Sommer 1831 seine Vorlesungen über Physiologie und vergleichende Anatomie. Im Herbst 1831 verließ ich Bonn, um meine Studien in Würzburg fortzusetzen, wo Schönlein damals lehrte. Müller forderte mich damals schon auf mich dem Lehrfach zu widmen, was vorher schon mein Wunsch war, ohne daß ich ihn geäußert hatte.

Seine Vorlesungen zeichneten sich durch Klarheit und Gedrängtheit aus. Er diktierte die wesentlichen Punkte, gab aber dabei mündlich die nötigen Erläuterungen, so daß das Diktat eine Fortsetzung des freien Vortrags zu sein schien.

Als ich um Ostern 1833 von Würzburg nach Berlin ging, war Joh. Müller gerade dahin berufen worden und ich war sehr erfreut ihn dort wieder zu finden. Während meines Aufenthaltes in Würzburg stand ich in Briefwechsel mit ihm. Im ersten Jahre, das ich in Berlin zubrachte, hatte ich mit meinem Staatsexamen und mit meiner Dissertation ‚Über die Notwendigkeit der atmosphärischen Luft zur Bebrütung des Vogeleies' zu viel zu tun, um mit ihm Versuche zu machen.

Nach Vollendung des Staatexamens forderte er mich von neuem auf mich dem Lehrfach zu widmen und bot mir die Stelle an als Gehilfe am anatomischen Museum, die ich auch annahm und wo ich bis 1839 geblieben bin. In dieser Eigenschaft arbeitete ich jeden Morgen auf der Anatomie oder im Museum und half gelegentlich Joh. Müller bei seinen Versuchen z. B. über Respiration der Frösche in Wasserstoffgas, über das Chondrin, über Flimmerbewegung bei den Fischen, über das Gehorgan. Das Eigentum der gemachten Entdeckungen wurde wechselseitig aufs strengste respectiert, und Müllers Gerechtigkeitssinn verdiente immer nur höchste Achtung.

Der Umgang mit Joh. Müller war außerordentlich aufmunternd, jeden neuen Gedanken, den man ihm äußerte, durch Forschungen und Versuche zu verfolgen. Ich erinnere mich eines auffallenden Faktums, welches darauf Bezug hat. Als Student in Bonn im Jahre 1831 teilte ich ihm auf einem Spaziergange die Idee mit, ob nicht bei der Respiration irgend ein in der atmosphärischen Luft als Dampf enthaltener organischer Stoff eine wesentliche Rolle spielen könne. Bei den gewöhnlichen (damals bekannten) Luftanalysen würde ein solcher Stoff nicht bemerkt werden, weil er als Dampf vorhanden wäre und vielleicht besitze er auch keine auffallenden Reaktionen. Ich verfolgte damals diese Idee nicht weiter, aber als ich vier Jahre später nach Berlin kam, erinnerte er mich noch an diese Idee.

Wenn Sie fragen, ob ich mich als Schüler von Joh. Müller oder als Coëtan betrachte, so hängt dies davon ab, was man unter Schüler versteht. Ich habe die Physiologie aus seinen Vorlesungen und aus seiner mündlichen Unterhaltung kennen gelernt. Ich verdanke ihm sehr viel, sowohl durch seine eigene Wissenschaft als durch die Aufmunterung, die er mir immer hat zuteil werden lassen. Dagegen war meine Geistesrichtung schon als Student in Bonn von der seinigen sehr verschieden.

Dem Organismus liegt nach Müller eine einfache Kraft zu Grunde, die denselben nach einer ihr vorschwebenden Idee bildet. Diese Kraft existiert *potentia* im Ei und betätigt sich faktisch durch die Entwickelung. Die Lebenserscheinungen eines Gewebes sind Wirkungen dieser Kraft, obgleich sie von materiellen Veränderungen begleitet sind. Sie unterscheiden sich wesentlich von den Erscheinungen der toten Natur, weil bei den letzteren äußere Einwirkungen ein Resultat hervorbringen, welches ein Mittelding ist zwischen dem einwirkenden Gegenstand und demjenigen, worauf eingewirkt wird. Bei den lebenden Geweben dagegen bringen die äußeren Einwirkungen nur die eigentümliche, von der Lebenskraft abhängige ‚Energie' des Gewebes zum Vorschein. Die Eigentümlichkeiten dieser Energien suchte Müller auf experimentellem Wege zu erkennen und hat dadurch die richtige Methode in der deutschen Physiologie begründet und die Naturphilosophie beseitigt. Aber mit diesen vitalistischen Ideen habe ich mich niemals befriedigt gefunden. Die physikalische Richtung, welche ich in der Physiologie eingeschlagen habe und die darin besteht auf eine wirkliche Erklärung der Lebenserscheinungen hinzuarbeiten (was bei jener Vorstellungsweise gar nicht möglich ist), hatte Joh. Müller nicht.

Das erste, was ich in dieser Richtung publiziert habe, waren die Versuche über die Gesetze, wonach die Tragkraft eines Muskels mit dem Grade der Kontraktion abnimmt und worüber ich bei der Naturforscherversammlung in Jena 1836 einen Vortrag gehalten habe (Müllers Physiol. II. p. 59). Dadurch wurde, soviel ich weiß, zum ersten Male eine evidente Lebenserscheinung mathematischen, in Zahlen ausgedrückten Gesetzen unterworfen.

Als ich später meine Untersuchungen über die Zellen anstellte, war Joh. Müller anfangs weit entfernt, auf meine Ideen einzugehen. Die Gefäße schienen ihm für das Wachstum der tierischen Gewebe das Wesentlichste zu sein. Als ich nun bei einzelnen tierischen Geweben die Präexistenz des Zellenkerns und die Bildung der Zelle um denselben nachwies und daraus schon vor der speziellen Untersuchung den Schluß zog, daß die Zellenbildung das allgemeine Entwicklungsprinzip sein müsse und es nur ein Entwickelungsprinzip geben könne, war Joh. Müller keineswegs damit einverstanden. Als sich dieses nun durch weitere Beobachtungen bestätigte, begründete ich darauf meine Theorie der Organismen, die im dritten Abschnitte meiner „Mikroskopischen Untersuchungen" auseinandergesetzt ist und worin ich geradezu alle teleologischen Erklärungen durch eine nach Zwecken wirkende Lebenskraft verwarf und nur beim Menschen (seiner Freiheit wegen) ein von der Materie substantiell verschiedenes Prinzip anerkannte. Diese letztere Annahme, die ich mit voller Überzeugung setze, trennt mein System scharf von dem der Materialisten. Ich habe mich bei dieser Theorie auf die Erscheinungen des Wachstums beschränkt, weil darin schon hinlänglich das antivitalistische Prinzip enthalten war. Ich schrieb aber schon damals, noch in Berlin, die Anwendung der Physikalischen Erklärungsmethode auf die Erscheinungen des animalischen Lebens und bekämpfte dabei gerade jene Ansicht von Johannes Müller über die ‚eigene Lebensenergie' der Gewebe, namentlich der Nerven. Diesen Bogen habe ich damals bei der Herausgabe unterdrückt, weil ich fürchtete durch zu detaillierte Ausführung die Theorie selbst und die ganze Richtung zu kompromittieren. Die Scheu vor Hypothesen war damals außerordentlich groß als Reaktion gegen die unmittelbar vorhergegangene naturphilosophische Richtung. Es dürfte vielleicht historisches Interesse haben, dieses Manuskript einmal zu publizieren.

Man mag über diese Theorie denken, wie man will, sie zeigte jedenfalls, daß selbst die einzige **wesentliche**, d. h. allem Lebenden zukommende Lebenserscheinung, das Wachstum, einer physikalischen Erklärungsweise so ganz unzugänglich nicht ist, und ich glaube, daß gerade dadurch die jetzt herrschende physikalische Richtung in der Physiologie den entscheidenden Anstoß erhalten hat. Erst mehrere Jahre später hat Liebig den in den Geweben vorgehenden chemischen

Prozeß kennen gelehrt und dadurch allerdings diese Richtung bedeutend gefördert; aber der Anstoß ist von der Physiologie ausgegangen, nicht von der Chemie.

Ich erinnere mich nicht, ob ich Müller jemals meine Theorie auseinandergesetzt habe; ich verließ Berlin unmittelbar nach der Publikation. In dem bald nachher erschienenen Bande seiner Physiologie erkannte Müller zwar das selbständige Leben der Zellen an, hielt aber dennoch seine Idee der Lebenskraft fest, was meiner Ansicht nach ein Widerspruch ist.

Nach alledem darf ich wohl behaupten, daß die Richtung, die ich bei meinen Forschungen genommen habe, eine durchaus selbständige ist. Joh. Müller hat übrigens niemals eine Teilnahme an meinen Arbeiten über die Zellen in Anspruch genommen, sondern sich darauf beschränkt, sie unmittelbar auf die pathologischen Geschwülste anzuwenden, mit denen er damals beschäftigt war. Es wurde unter uns sogar mit großer Ängstlichkeit vermieden in irgendeiner Weise auf das Gebiet des andern überzugreifen.

Julius Robert Mayer

Geboren am 25. November 1814 in Heilbronn, gestorben ebenda am 20. März 1878. — Von 1832—38 studierte er Medizin in Tübingen und promovierte dort mit einer Dissertation über das Santonin. 1840 übernahm er die Stellung als Arzt auf einem holländischen Kauffahrteischiff. Auf der Reede von Batavia hatte er die Beobachtung gemacht, daß das beim Aderlaß aus der Armvene entnommene Blut eine auffallend helle Röte aufwies, und diese Tatsache veranlaßte ihn zu eingehenden emsigen Studien. Darauf beziehen sich die an Griesinger gerichteten Briefe Mayers aus den Jahren 1842, von denen hier zwei der besten wiedergegeben seien. 1842 erschienen von Mayer in Liebigs ,,Annalen der Chemie und Pharmacie" ,,Bemerkungen über die Kräfte der unbelebten Natur"; 1845 ,,Die organische Bewegung in ihrem Zusammenhange mit dem Stoffwechsel, ein Beitrag zur Naturkunde" und 1848 ,,Beiträge zur Dynamik des Himmels". Nachdem er 1850 eine schwere Krankheit überstanden hatte, die Ernst Jentsch zugleich mit der Geschichte von Mayers Entdeckung dargestellt hat (Berlin 1914), schrieb er noch 1851 ,,Bemerkungen über das mechanische Äquivalent der Wärme". In diesen vier größeren Arbeiten (neu herausg. in Voigtländers Quellenbüchern, Bd. 12) ist seine Lehre von der Mechanik der Wärme niedergelegt. Im Winter 1851/52 erkrankte Mayer von neuem; von da bis zu seinem Tode lebte er als Arzt in seiner Vaterstadt.

An Griesinger:

Noch fällt mir ein, Du erwartest vielleicht, daß ich Dir eine speciellere Anwendung auf Physiologie angebe; hier muß sehr langsam und vorsichtig fortgeschritten werden. Das nächste ist die Betrachtung des animalischen Stoffwechsels. Ein logischer Instinkt hat die Physiologen seit einiger Zeit auf den axiomatischen Satz geführt: keine Action ohne Stoffwechsel; dieser Satz wird durch meine Theorie schon von physikalischer Seite aus mit Bestimmtheit ausgesprochen; es fragt sich aber nun in der Physiologie ,,wie und was und wann und wo?" Du wirst mir zugeben, daß bis dato an eine Lösung dieser Fragen nicht zu denken war; um hiezu zu gelangen, ist nach meiner Ansicht die von mir gegebene physikalische Theorie nothwendiges Erforderniß. Setzen wir diese einmal voraus, so sehen wir, daß ein Mensch (oder ein Thier), der 160 Pfund schwer ist, um 7 Fuß in die Höhe zu steigen, zu dieser Action 1 Gran Kohlenstoff verbrennen muß. Der Organismus ist aber nicht im Stande, diesen Gran behufs der gewünschten Action, d. h. zur Hebung von 160 Pfund auf 7 Fuß, allein zu verbrennen, ohne zugleich vermehrte Wärme zu erzeugen; denn die verstärkte Respiration, ohne welche der Gran nicht verbrennen kann, setzt an sich ein größeres Wärmebedürfniß voraus, um die Luft zu erwärmen, welche in größerem Quantum ein- und ausgeführt wird, und um die verstärkte Wasserverdampfung zu bewirken, wenn man an ein Echauffiren des ganzen Körpers auch noch nicht denken will. Statt 1 Gran findet also etwa ein Mehraufwand von 2½ Gran statt, ein Gran zu mechanischem Effect und 1½ Gran zu vermehrter Wärme. (Überall lassen sich mit Dampfmaschinen keine unebenen Parallelen ziehen.) Nachdem das quantitative des zu einer Action nöthigen Stoffwechsels, auf experimentalem Wege durchaus, aber theilweise auf physikalischem, theils auf physiologischem, einmal festgestellt, fragt es sich um das Wie der Verbrennung; hier gibt uns die Physiologie und Chemie in der Lehre von der Aufnahme des Sauerstoffs durch Lunge und Haut Aufschluß. Dann fragt es sich aber: was verbrennt, oder wo geht der Stoffwechsel vor sich? Nach meiner Ansicht, welche sich durch sehr triftige Gründe unterstützen läßt, geschieht dies vorzugsweise in der Höhle des Gefäßsystems; außer der Function, das Material zur Ernährung zu geben, hat demnach das Blut die sehr wichtige Funktion, beständig zu brennen, und auf diese Art das Material gleichsam zu den Actionen zu geben, über welches die festen Theile nach ihrer Art disponiren. Die Muskelfaser braucht[1]), um durch Contraction einen Effect zu liefern, keine materielle Veränderung zu erfahren; zur Heizung unserer Stube bedürfen wir keines kostbaren Schnitzwerkes; buchene Scheite thun's ebenso gut und besser, das Blut sagt, wie der katholische Pfarrer zu seiner Gemeinde, zu den festen Theilen: ich brenne für euch Alle. Eine Abnützung, ein Stoffwechsel der Organe selbst wird damit nicht geläugnet, ist aber eine Sache für sich und steht mit der besprochenen Blutveränderung quantitativ in äußerst untergeordnetem Verhältniß; auch bei der Dampfmaschine findet täglich und stündlich Abnutzung statt; die zur Reparatur nöthigen Stoffe darf man aber nicht mit dem Kohlenaufwand verwechseln.

---

[1]) Im Original: bedarf.

Beobachtung und immer Beobachtung muß auch darüber Aufschluß geben. Ich hatte aber die Physiologen im Verdacht, daß sie infolge unerwiesener Voraussetzungen von der chemischen Wechselwirkung des Blutes und der Organe etc. etc. sich über die Möglichkeit einer solchen Unterscheidung nicht klar geworden sind, und deshalb auf dem ganz unerwiesenen (auch nach meiner Ansicht völlig irrthümlichem) Satze haften: ,,Die Actionen der Organe beruhen auf einem Stoffwechsel in dem Gewebe der Organe selbst." Du wirst mir zugeben, daß es sich hier nicht um eiteln Wortstreit oder leere Speculation handle, daß es keine Sache ist, ,,die sich weder beweisen noch widerlegen läßt". Wenn die Frage nur gehörig angeregt und durchdacht ist, so wird die Wissenschaft auch Mittel finden, über die Antwort ins Reine zu kommen; dieses scheint mir aber zu einer richtigen Würdigung der Bedeutung des Blutes und der Organe selbst unerläßlich. Du wirst hieraus bereits sehen, wie sich an den physikalisch zu beweisenden Satz: daß ein Animal von 160 Pfund, das 420 Fuß in die Höhe steigt, bei dieser Handlung eine Drachme Kohlenstoff zu mechanischem Effecte verbrennt, — weitere physiologische Betrachtungen anreihen. Es möchte also immerhin für den Physiologen operae pretium seyn, den anorganischen Theil der Theorie entweder selbst zu prüfen, oder einem anorganischen Collegen zu einer ernstlichen Prüfung zu übergeben; und damit wären auch alle meine Wünsche erreicht. Daß dieses aber nicht so leicht angeht, weiß ich wohl; denn es wird heißen: ,,Da könnte jeder kommen und alles über den Haufen werfen wollen; neue Systeme bringt jeder Tag; Herkules-Arbeit wäre es, wenn man sich in die Sachen alle näher einlassen wollte; wenn etwas daran ist, so führe der Verfasser es aus, schreibe ein Buch darüber; dann wollen wir sehen; dieses wird dann wohl einen Recensenten finden." Der Rath ist sehr gut, nur vor der Hand für mich nicht ausführbar; das Feld ist zu groß; überall muß ich mich erst mühsam einarbeiten, und in zehn Jahren käme ich nicht zu Stande, ein Werk, das auf die gegebene Theorie gestützt, die Mechanik, Optik, Elektrizitäts- und Wärmelehre im Zusammenhang umarbeiten würde, zu liefern; ars longa vita brevis; je weiter ich komme, um so weniger sehe ich ein Ende. Käme die Sache einmal in andere und namentlich in mehrere Hände, so bin ich fest überzeugt, würde die Wissenschaft bald Nutzen daraus ziehen; so aber gleiche ich einem, der, ich darf sagen mit keiner geringen Mühe, eine Mine edlen Metalls entdeckt hat, nun aber vergeblich Baukundige einladen wird, die Mühe sich zu nehmen, auf dem Weg, den er zeigen will, hinabzusteigen und das heraufzuschaffen, was dem Einzelnen zu schwer wird.

Die Theorie habe ich keineswegs am Schreibtische ausgeheckt. Nachdem ich mich auf meiner Reise nach Ostindien eifrig und anhaltend mit der Physiologie des Blutes[1]) beschäftigt, gab mir die Beobachtung der veränderten somatischen Verhältnisse unserer Schiffsmannschaft in den Tropen, der Acclimatisationsproceß, wieder vielfachen Stoff zum Nachdenken; die Krankheitsformen, und besonders auch die Beschaffenheit des Blutes lenkten meine Gedanken anhaltend in erster Linie auf die Erzeugung der animalischen Wärme durch den Respirationsproceß; will man nun über physiologische Punkte klar werden, so ist Kenntniß physikalischer Vorgänge unerläßlich, wenn man es nicht vorzieht, von metaphysischer Seite her die Sache zu bearbeiten, was mich unendlich disgoutirt; ich hielt mich also an die Physik und hieng dem Gegenstand mit solcher Vorliebe nach, daß ich, worüber

---

[1]) Vgl. E. Jentsch, Zur Geschichte der Entdeckung J. R. Mayers. Die Naturwissenschaften. 1916. Heft 7, S. 90—93.

mich mancher auslachen mag, wenig nach dem fernen Welttheile fragte, sondern mich am liebsten an Bord aufhielt, wo ich unausgesetzt arbeifen konnte und wo ich mich in manchen Stunden gleichsam inspirirt fühlte, wie ich nie zuvor oder später mit etwas ähnliches erinnern kann.

Einige Gedankenblitze, die mich, es war auf der Rhede von Surabaya, durchfuhren, wurden sofort emsig verfolgt und führten wieder auf neue Gegenstände. Jene Zeiten sind vorbei; aber die ruhigste Prüfung dessen, was damals in mir auftauchte, hat mich gelehrt, daß es Wahrheit ist, die nicht nur subjectiv gefühlt, sondern auch objectiv bewiesen werden kann. Ob dieses aber durch einen der Physik nur so wenig kundigen Mann geschehen könne, dieß muß ich natürlich dahingestellt sein lassen. *Kommen wird der Tag, das ist ganz gewiß, daß diese Wahrheiten zum Gemeingut der Wissenschaft werden*; durch wen dies aber bewirkt wird, und wann es geschieht, wer vermag das zu sagen?

Doch verzeih, ich gerathe ins Schwatzen und schreibe zu einem kurzen Briefe eine endlose Nachschrift. Das beste wäre, Du kämest einmal hierher, daß wir nicht nur dieses, sondern manches andere auch, was sonst unser Herz erfreut hat und noch erfreut, abhandeln könnten. Seit Du in Tübingen bist, habe ich nichts mehr von Dir unmittelbar vernommen, zweifle aber nicht, daß Du Dich daselbst vortrefflich befindest, was zu vernehmen sehr erfreuen würde

Deinen

treuen alten Geist[1]).

16 Juni 1844.

---

[1]) Der Spitzname rührt daher, daß Mayer gelegentlich, unter wundersamen Reden und Auslegungen „Geister" an der Wand hat erscheinen lassen. Daher erhielt er den Namen, um ihn von den sonstigen Mayers zu unterscheiden. (Vgl. Preyer a. a. O. S. 112.)

Herrn Dr. W. Griesinger in Tübingen.

frei Heilbronn, 20. Jul. 1844.

... Während Viele, und vor allem die naturphilosophische Schule jeden Jahrhunderts, ihr Heil nur darin suchen und finden, daß sie von Niemandem auch von sich selbst nicht, verstanden werden, ist das gerade Gegentheil das Ziel meiner Wünsche, und ich werde mich daher noch besonders bemühen, in meine Arbeit eine womöglich noch größere Deutlichkeit zu bringen. Erlaube mir aber, daß ich den Versuch wiederhole, ein Verständniß zunächst zwischen uns herbeizuführen, was mir vielleicht dann gelingt, wenn Du Dich auf dem Standpunkte des Richters erhältst, der zuerst den Plaidirenden zu verstehen sucht, und dann das Urtheil spricht; ein Richter läßt sich möglicherweise, aber der Gegenpart niemals, überzeugen.

Es ist eine Wahrheit, die von Niemand bestritten wird, daß die Materie (die chemischen Urstoffe und ihre Verbindungen) sich vor unsern Augen vielfach ändern. Wasser bleibt nicht immer tropfbar, sondern wird nach Umständen fest, und umgekehrt; was in einem Augenblick Wasser ist, kann im nächsten Eis seyn, und was in einem Augenblick Eis ist, wird im nächsten zu Wasser. Dieß ist ebenso klar als bekannt. Meine Behauptung sagt nun: *auch die Wärme kann sich vor unsern Augen verändern, und zwar, was in einem Augenblicke Wärme ist, ist im nächsten Bewegung, — und dies gilt auch umgekehrt.* Das Nähere, und vor allem der Beweis, gehört in die Physik, die wir zwischen uns ruhen lassen; immerhin kannst Du aus dem eben gesagten ersehen, *was* ich beweisen will: *wie* es bewiesen wird, ist wieder eine Sache für sich.

Die von mir vorgeschlagene Terminologie von ,,Erzeugendem, Kraft, Ursache, Wirkung, Verwandlung" ist, wie die Sprache selbst, nur Mittel, nicht

139

Zweck. Was man z. B. Ursache und Wirkung nennen will — mir ganz gleich; ich habe mich nur nebenbei bemüht, diesen so viel gebrauchten Ausdrücken, im Gebiete der Physik einen solchen Sinn zu geben, daß man sich *consequent* darinn sein kann; da die Inconsequenz in dieser Beziehung ein geheiligter Gebrauch ist, so kann dies nicht anders geschehen, als daß man gegen diesen Gebrauch verstößt, da oder dort, man mag machen, was man will. Mit' pedantischer Logik hege ich den frommen Wunsch, man solle unter Ursache und Effect (in der leblosen Natur) entweder Dinge verstehen, welche in einem Größenverhältniß zu einander stehen, oder welche nicht im Verhältnisse zu einander stehen. Der Funke entzündet das Pulver, die Mine fliegt auf. Man sagt hier: der Funke a ist die Ursache der Pulverexplosion b, diese wieder die Ursache von dem Emporwerfen c der Erde. Offenbar steht b mit c, aber a weder mit b noch mit c in einem Größenverhältniß; ob man mit einem Funken oder mit einer Fackel entzündet, ganz gleich ist die Explosion. Will man logisch genau in seinem Ausdrucke seyn, so darf man nicht zweierlei so total verschiedene Beziehungen, wie die von a mit b, und die von b mit c, unter einem Namen ,,Causal-Verhältniß" taufen; man muß also entweder darauf verzichten, a die Ursache von b, oder darauf, b die Ursache von c zu nennen, oder darauf, eine logisch richtige Ausdrucksweise zu haben. In den Augen einer Wissenschaft nun ist ein Verstoß gegen die Denkgesetze ein größeres Übel, als ein Verstoß gegen den gemeinen Sprachgebrauch, und man macht sich demgemäß schon lange nichts mehr daraus, den Wallfisch keinen Fisch, das Vitriolöl kein Öl, das Sedativ-Salz kein Salz zu nennen. Ich lasse Dir gern die Entscheidung: sage entweder (in rebus physicis) A. die Ursache ist der Wirkung proportional, oder B. ihr nicht proportional, oder C. sie ist zuweilen proportional, zuweilen nicht. Im Falle A hast Du den von mir vorgeschlagenen und provisorisch gebrauchten Begriff; im Falle B kannst Du allerdings nicht von einem Causal-Verhältniß zwischen Wärme und Bewegung nach meinem Sinne sprechen; im Falle C wäre die Eintheilung in Ursachen ad A. und ad B. von selbst sich darbietend. Du kannst, wenn Du willst, auf diesem Wege zu klaren Begriffen über Ursache und Kraft in der Physik gelangen; immer aber muß Dir klar vorschweben, daß dieselben Worte in andern wissenschaftlichen Gebieten wieder ganz andere Bedeutung haben; in meinem Aufsatze habe ich des Wortes „Körper" erwähnt als Beispiel sehr verschiedener Bedeutung in der Geometrie, Anthropologie, Weinhandel etc., unter „Parabel" versteht man in der Rhetorik ganz was anderes als in der Mathematik etc. Die Äquivalentenzahl des Goldes und Silbers wird vom Kaufmann und vom Chemiker sehr verschieden berechnet, und jener Jude sang: Mein erst Gefühl sey Preiscourant. Willst Du in Deinem Rayon, wo Maß und Gewicht aufhören, die Gehirnthätigkeit „Ursache", das Buch, die erfundene Maschine „Wirkung, — Effect" nennen, kein Physiker wird etwas darein reden dürfen; Du hast das unzweifelhafte Recht, diese Begriffe festzustellen; ebenso klar ist es aber daß Du nach diesen Begriffen nicht sagen kannst, Deine Ursache, die Gehirnthätigkeit, *verwandle* sich in Deinen Effect, das Buch; auch der Funke verwandelt sich nicht in Explosion, aber die Wärme, welche durch die Verbrennung des Pulvers erzeugt wird, von dieser behaupte ich deßhalb, daß sie sich zum Theil in mechanischen Effect verwandle, weil ich damit ausdrücklich sagen will, daß die Wärmemenge, welcher von einer gewissen Pulvermenge erhalten werden kann, in dem Verhältniß kleiner ausfällt, als gleichzeitig mechanischer Effect erzielt wird. Die Wärmemenge, welche durch

Verbrennung von 1 Pfund Pulver erhalten wird, ist an sich eine constante Größe, wie ein Schoppen Flüssigkeit eine constante Größe ist; wenn man aber einen Schoppen Äther langsam in ein anderes Gefäß gießt, daß das Zimmer mit Geruch erfüllt wird, so hat man im zweiten Gefäß keine Schoppen Äther mehr; man sagt dann: der Äther hat sich zum Theil in Dampf verwandelt, und es knüpfen sich an dieses Wort präcise *Größen*bestimmungen, denn es soll sagen: wenn im zweiten Gefäße 1 Unze fehlt, so ist das Gewicht des Ätherdampfes genau) = 1 ʒ; des Laie aber sagt: die Luft hat halt den Äther aufgezehrt; die Luft zehrt, besonders die frische. Wenn ich sage: Wärme läßt sich in Bewegung verwandeln, und umgekehrt, so will dieß nichts heißen, als zwischen Wärme und Bewegung finden hin und her dieselben *quantitativen Beziehungen* statt, wie zwischen dem Äther und seinem Dampfe.

Wenn es mir durch diese etwas langwierige Deduction gelungen ist, Dir zu zeigen, daß es keineswegs eine ungewöhnliche und willkürliche Begriffsbestimmung des Causalitäts-Verhältnisses ist, an der „meine ganze Theorie hängt", so ist mein Zweck erreicht. — Zum Schlusse nur noch eins: der Schnee macht kalt, das Feuer brennt, ... beim Arbeitenden ist der Athem, der Herzschlag, die Wärme, der Appetit vermehrt, der Stoffwechsel beschleunigt; aber aus welchem Grunde, und in welchem Maße nach Pfund und Loth? Das ist die Frage, und *Liebig*[1]) hat die erste sehr unbefriedigend, die letzte gar nicht beantwortet. Die präcise Beantwortung derselben scheint Dir eine zu kümmerliche Frucht für eine Voruntersuchung von 40 Seiten. — Wahrlich ich sage Euch, *eine einzige*

---

[1]) Vgl. E. O. v. Lippmann, Abhandlungen usw. Bd. 2 (1913), 460—469: Liebig über R. Mayer.

Zahl hat mehr wahren und bleibenden Werth als eine kostbare Bibliothek voll Hypothesen.

Meine nächste Arbeit, welche ich veröffentliche, soll gegen *Schultz* in Berlin einen Seitenhieb von gehöriger Schärfe enthalten; ich hoffe, Du wirst durch denselben befriedigt seyn. — Für die Mittheilung verschiedener einschlagender Literatur werde ich sehr dankbar seyn, bitte aber, daß Du Dir deßhalb nicht zu große Mühe machst.

Es grüßt Dich herzlich

Dein
Mayer.

Heilbronn, 20. Juli 1844.

Wilhelm Griesinger

Geboren am 29. Juli 1817 zu Stuttgart, gestorben am 26. Oktober 1868. — Er studierte in Tübingen und Zürich, wo er ein begeisterter Schüler Schönleins war. Seit dieser Zeit mit Robert Mayer eng befreundet, an den folgende zwei Briefe gerichtet sind, die sich durch Frische und Persönlichkeit der Darstellung auszeichnen. Später Arzt an der Irrenanstalt Winnenthal, wurde er 1843 Assistent an der med. Klinik in Tübingen unter Karl August Wunderlich. In diese Zeit fällt — zusammen mit Wilhelm Roser — die Begründung des „Archivs für physiologische Heilkunde. 1850—1852 ging er mit Bilharz (s. Brief) nach Ägypten und übernahm 1854—60 die innere Klinik in Tübingen, ging von da als Kliniker nach Zürich und 1865 nach Berlin als Direktor der psychiatrischen und Nervenklinik. Er erlag dort einer Wundinfektion nach einer Operation. — Die Pathologie und Therapie der psychischen Krankheiten, die Infektionskrankheiten gehören noch heute zu den klassischen Werken. Seine Abhandlungen erschienen 1872 gesammelt in 2 Bänden.

An Robert Mayer:

Stuttgart, Calwerstraße 28.
14. Dezember 1842.

Lieber Freund!

Ich meine, Du solltest rasch einzelne Theile Deiner Behauptung in kleineren Abhandlungen publiciren, aber so, daß die Andern Deine Ideen nicht schießen und nicht verhunzen können. Bist Du einmal Deiner Sache gewiß, und kannst sie umfänglich beweisen, so wendest Du Dich an die Académie des sciences oder an A. Humboldt. In seinem Vaterlande ist man kein Prophet. Mach' nur Versuche! — Es wird doch auch einfache geben, wozu die großen, kostspieligen Apparate nicht nothwendig sind. Bedenke, von welcher Wichtigkeit es wäre, aufzufinden, ob z. B. die Wärme, die zur Entstehung vieler organischer Processe nothwendig ist (z. B. Brüten), dieß dadurch ist, daß sie zu Bewegung verwandt wird. Doch dieß wird Dir vielleicht als Unsinn vorkommen. Allein ich gestehe Dir, wo ich nur eine Möglichkeit sehe, die Vorgänge in den Organismen dem geheimnißvollen Mysticismus der Vitalisten etc. zu entreißen und für sie Analoges oder Identisches an der übrigen Materie zu finden, dem die organisirte auch unterworfen wäre, halte ich's für einen Fortschritt. Die Ausbildung und Durchführung einer rein physikalischen Ansicht der Lebensprocesse halte ich für die Aufgabe der Physiologie unserer Zeit. Es wird Dir bekannt sein, welche glänzende Beiträge zu solcher z. B. Schwann geliefert hat.

An Robert Mayer:

Lieber Freund!

Es ist mir nicht möglich, Dir in diesem Augenblick anders als nur vorläufig zu schreiben. Ich danke Dir für die Mittheilung des Aufsatzes; daß ich ihn noch nicht mit völliger Ruhe und Überlegung lesen konnte, wirst Du entschuldigen, wenn Du hörst, daß ich in der letzten Zeit in Folge einer Cadaver-Wunde bedeutend krank gewesen war, dann auf etliche Tage nach Niedernau gieng und bei meiner Rückkehr vor drei Tagen alle Hände so voll Arbeit bekam, daß ich an nichts derartiges mit Vernunft gehen konnte.

Vorläufig vor Allem du courage, mon enfant! Und glaube ja nicht, daß, wenn Deine Ansichten richtig und erweisbar sind, sie nur so ignorirt und in Scat gelegt werden dürfen. Du besorgst, daß sich Niemand werde auf eine ernste Prüfung der Sache einlassen wollen; allein bedenke, daß Du bis jetzt nichts außer dem kurzen Aufsatz bei Liebig publicirt hast. Davon war freilich noch kein Erfolg zu sehen, so geschwind geht es nicht mit der Anerkennung, besonders auf einem Gebiete, zu dessen wirklichem Durchdenken immer nur ganz wenige recht disponirt sein können.

Vorläufig, ehe ich mich über den Inhalt des Aufsatzes recht aussprechen kann, glaube ich Dir zweierlei Rathschläge geben zu dürfen.

Erstens solltest Du den Leuten auf das trockene Brod der Mechanik und Mathematik etwas kritische Butter streichen und polemisches Salz streuen. Haben die Leute, die gegenwärtig auf diesem Gebiete, d. h. dem der allgemeinen Physiologie, der physiologischen Mechanik etc. das Wort zu führen, nach Deiner Überzeugung Unrecht, so muß man sie offen, direct angreifen, ihnen ihre Widersprüche nachweisen, ihnen scharf zu Leibe gehen und keine Ruhe lassen. Unter diesen Leuten, glaube ich, wären hauptsächlich zu berücksichtigen a) Liebig (mit seinen Bewegungserscheinungen), b) Lotze (Allgemeine Pathologie und Therapie als mechanische Naturwissenschaft) 1863. Letzterer ist Philosoph, beschäftigt sich in seinem — ziemlich geistreichen — Buche viel mit dem, was man in der Physiologie unter Kraft zu verstehen habe; willst Du es, so kann ich Dir's schicken. Solche Angriffe und tüchtige critische Aufsätze erregen die Aufmerksamkeit viel mehr, als das ruhige Hinstellen der eigenen Sätze.

Zweitens solltest Du den physiologischen Theil ebendeßwegen länger und ausführlicher machen. Es wäre freilich ganz unzweckmäßig, eine vorschnelle

Anwendung auf das Einzelne der organischen Processe zu versuchen, aber gerade das, was sich für das Allgemeine und Ganze der Ansichten über die Lebenserscheinungen ergibt, sollte höher besprochen werden, und zwar gerade mit Berücksichtigung fremder Ansichten. Auch auf Valentin wäre Rücksicht zu nehmen, der in Bezug auf Methode Deiner Tendenz nahe steht.

Ich weiß wohl, was es ist, Gedanken zu haben, sie animo volvere, nicht los werden zu können, ferne reformatorische Consequenzen durchblicken zu sehen. Es gibt nur ein einziges Mittel, hinaus mit ihnen, hingeschrieben, Aufsätze, Broschüren publicirt! Alles psychische Reflexaction! — So befreit man sich, so hat Goethe gedichtet, so haben noch alle Leute, die eigene Gedanken haben arbeiten müssen.

Nächsten Herbst besuche ich Dich, dann wollen wir recht discuriren. — Für jetzt verzeih mir, wenn ich Deine Arbeit vielleicht noch ein paar Tage liegen lassen muß; ob ich überhaupt ein ordentliches Urtheil darüber haben kann, steht dahin; eine rein logische, formal logische Prüfung gibt es eigentlich nicht ohne Kenntniß des Gegenstands. An dem Ausdruck „verwandelt sich" habe ich bereits wieder Anstoß genommen.

Mir gehts hier vortrefflich; viel zu thun, was mir lieb ist; Psychiatrie zu lesen, die Füchse auscultiren zu lernen. Ich bin zufrieden. Adieu, lieber Geist, schönstens grüßt Dich
Dein
W. Griesinger.
Tübingen, 18. Juni 1844.

Den Nicht-Verbrauch der Muskelfaser gebe ich nicht so zu. Man sieht, wie die Ernährung des Muskels sich unter gewissen Verhältnissen der Bewegung und Ruhe schnell ändert, fettige sehnige Degeneration des Muskels bei Ruhe in gefalteter oder gespannter Lage.

Ludwig Traube

Am 12. Januar 1818 in Ratibor geboren, gestorben am 11. April 1876 in Berlin, wurde er der Begründer der experimentellen Pathologie in Deutschland. Unter Schönleins Einfluß, an dessen Klinik er arbeitete (vgl. Brief), entstanden seine Arbeiten, die einen therapeutischen Ausgangspunkt hatten, besonders über Digitalis und das Fieber. Ein aus jener Zeit (1852) erhaltener Brief gibt „über den veränderten Standpunkt, sowie über die Ideen und Pläne seiner damaligen Fieber-Arbeiten" interessante Aufschlüsse:

Mein Ausgangspunkt war ein therapeutischer, derselben Natur ist auch das Ziel. Du weißt, daß ich vor ungefähr ½ Jahre mit hydrotherapeutischen Versuchen begonnen habe. Ich versprach mir viel von dem kalten Wasser bei Krankheiten, teils nach dem, was ich von anderen gehört, vorzugsweise aber nach dem, was ich bereits in vereinzelten Fällen beobachtet hatte. Meine Erwartungen sind in der Tat auch nicht getäuscht worden. Der Abdominaltyphus, bis jetzt eine Krankheit, bei der die Exspectativ-Methode nach vielfältigen Versuchen die einzig rationelle zu sein schien, wird, wie ich anzunehmen berechtigt bin, durch die geschickte Anwendung des kalten Wassers in seinem Verlauf so vorteilhaft modificirt, daß er bald aufhören wird, zu den gefährlichen Krankheiten zu gehören. Ich sage: „modificirt". Hierin liegt schon das Bekenntnis, daß ich allerdings niemand durch die Hydrotherapie von seiner Krankheit eigentlich befreit, d. h. bei Keinem, wie man zu sagen pflegt, coupirt habe. Wenn dies auch von einem sehr achtbaren, wahrheitsliebenden Arzte aus dem Anfang dieses Jahrhunderts (einem Engländer Namens *Currie*[1]) behauptet worden ist, so ist es mir, wenigstens bis jetzt, nicht gelungen. Aber ich schmeichle mir auch nie, ein dem *Currie*'schen gleiches Resultat erlangen zu können. Ich war von vornherein damit zufrieden, wenn es mir gelänge,

---

[1] James Currie (1756—1805).

die Krankheit weniger tödtlich zu machen, dadurch nämlich, daß ich mit Hülfe des kalten Wassers die dem Leben am meisten Gefahr bringenden Erscheinungen beseitigte oder milderte. Und dies ist in der Tat möglich. Es sind zweierlei Momente, denen ein uncomplicirter Typhusfall seine Gefährlichkeit zu verdanken scheint. Die unaufhörliche Erregung gewisser Centralteile des Nervensystems bei Gegenwart solcher Bedingungen, welch die Ernährung aller Körperapparate beeinträchtigen, mithin die Energie des Nervensystems herabsetzen, mithin ein abnormer großer Verbrauch an Kräften, während die Zufuhr an Kraft abnorm vermindert ist. Das Herz des Kranken contrahirt sich ½ oder 1 mal häufiger als im normalen Zustande, er respirirt doppelt, mitunter 3 mal so oft als normal, er schläft nicht, delirirt mitunter noch unaufhörlich, während andererseits die Aufnahme von Getränk und Nahrung durch seinen Stupor vermindert ist und das Aufgenommene vielleicht garnicht verdaut wird. Im Angesicht dieses so gefährlichen Mißverhältnisses kann der Therapeut, vorausgesetzt eben, daß er die Ursache der krankhaften Erscheinungen nicht zu heben im Stande ist, sich nur auf eine von zwei Aufgaben setzen, entweder eine Vermehrung der Zufuhr von Nahrungsmitteln oder Verminderung der Tätigkeit des Nervensystems. Da das erstere ihm nicht möglich ist, so bleibt ihm offenbar nichts übrig, als sich nach Mitteln der Lösung der zweiten Aufgabe umzusehen. Auf den ersten Blick scheinen die Narcotica hierzu am besten geeignet. Aber ihre Anwendung scheitert an einem bis jetzt allerdings noch rätselhaften Umstande. Sie äußern bei einem rein fieberhaften Zustande nur selten ihre gewöhnliche Wirkung und häufig eine ganz entgegengesetzte, wodurch sie die vorhandene Gefahr um ein Beträchtliches vermehren. Ganz anders verhält es sich mit dem kalten Wasser. Dieses wirkt bei einigermaßen vernünftiger Anwendung gewöhnlich beruhigend und nur selten aufregend. Es ist das Verdienst *Currie*'s diese Tatsachen außer Zweifel gesetzt zu haben.

Ignaz Semmelweis

Geboren in Ofen am 1. Juli 1818, gestorben in Döbling bei Wien am 14. August 1865. — In Wien studierte er zuerst Jura, dann Medizin. Rokitansky und Škoda waren besonders seine Lehrer. Seit 1846 versah er Assistentendienste bei Klein, auf dessen Abteilung die Mortalität der Wöchnerinnen erschreckend groß war. Dazu kam der Tod des Prof. Kolletschka, der bei einer Sektion septisch zugrunde ging. Um das Leichengift zu zerstören, führte Semmelweis in den folgenden Jahren systematische Chlorwaschungen bei allen Studenten ein. Demzufolge wurde er gemaßregelt und nur beschränkt zur Privatdozentur zugelassen. Daher ging Semmelweis 1850 nach Pest zurück, wo er 1855 ordentl. Professor der Geburtshilfe und Direktor der dortigen Klinik wurde. Von 1858—60 gab er in ungarischer Sprache einige Artikel über das Puerperalfieber heraus, denen 1861 sein großes Werk: „Die Ätiologie, der Begriff und die Prophylaxis des Kindbettfiebers" folgte. Der Pester Akademie der Wissenschaften widmete Semmelweis u. a. ein Exemplar mit einem (ungarischen) Begleitbrief, der unten übersetzt wiedergegeben ist. Da ihm das heute als klassisch geltende Werk keine Anerkennung brachte, wandte er sich von 1862 in offenen Briefen, in denen bereits Spuren einer beginnenden geistigen Erkrankung zutage treten, an sämtliche Vertreter der Geburtshilfe. Semmelweis konnte deshalb nur bis zum Sommer 1865 im Amt bleiben, wurde aber in eine Irrenanstalt gebracht, wo er bald — nicht seiner Gehirnkrankheit, sondern einer Blutvergiftung infolge einer Fingerverletzung bei einer Operation erlag.

[1861.]

Hochlöbliche Akademie!

Die ‚Kindbettfieber' genannte und von altersher gekannte Erkrankung hat im Laufe dieses Jahrhunderts stetig zunehmend die europäischen geburtshilflichen Anstalten und deren Inwohner überfallen, die jährliche Zahl der ihr zum Opfer gewordenen Mütter und Kinder zählt nach Tausenden.

Durch die Gnade der göttlichen Vorsehung ist es mir, dem ergebenst Unterzeichneten, gelungen, den echten Character dieser bisher als Epidemie aufgefaßten Erkrankung zu entdecken und auf Grund dieser meiner Entdeckung zugleich (was die Hauptsache) das Auftreten der Krankheit in dem Maße zu verhüten, daß, während früher z. B. an der Wiener geburtshilflichen Abteilung die durch das Kindbettfieber erzeugte Mortalität $31^0/_0$ betrug, sie nun überall dort, wo meine vorgeschlagenen prophylaktischen Maßregeln eingehalten werden, kaum $1^0/_0$ erreicht. Das Schicksal wollte es, daß ich, diese Entdeckung im Jahre 1847 machend, Assistent der Wiener geburtshilflichen Abteilung, fern von meinem Vaterlande lebte. Dies ist der Grund, daß meine Entdeckung zuerst deutschen Fachgenossen vorgelegt wurde. Nach meiner Rückkehr in die Heimat habe ich nun meine Erfahrungen den ungarischen Fachmännern mitgeteilt, ebenso meine Theorien über das Puerperalfieber im hiesigen „Orvosi hetilap" veröffentlicht.

Während jedoch meine Lehre hier keinem Widerspruch begegnete, erfuhr sie in Deutschland mancherlei Angriffe und Entstellungen.

Die humanitäre Pflicht gebietet mir demnach, diese meine Theorien noch einmal zu entwickeln und die Nichtigkeit der dagegen erhobenen Einwürfe zu erweisen, was ich in dem beigeschlossenen und mit Rücksicht auf das Publikum, auf welches ich Einfluß zu nehmen gezwungen bin, deutsch geschriebenen Werke hiermit vollführte. Wolle die hochlöbliche Akademie dieses Werk als Zeichen der aufrichtigsten Verehrung annehmen und Ihrer Bibliothek einverleiben.

Max von Pettenkofer

Geboren am 3. Dezember 1818 in Lichtenheim bei Neuburg an der Donau, gestorben 9/10. Februar 1901 in München. — Anfangs zum Apotheker bestimmt, war er eine Zeitlang Schauspieler in Augsburg, wurde dann später (1847—66) Professor für medizinische Chemie und von da bis 1894 Professor der Hygiene in München. — Am bekanntesten sind seine Untersuchungen über Cholera und Typhus, deren Ursachen er in besonderen Verhältnissen des Bodens und des Grundwassers suchte. Durch seine vielseitigen Bemühungen machte er München in hygienischer Beziehung zu einer Musterstadt. — Die Briefe an Liebig betreffen ein von ihm angegebenes Regenerationsverfahren, das darin besteht, daß der Firnis auf alten Ölbildern durch kalte Alkoholdämpfe wieder flüssig gemacht wird. Liebig interessierte sich sehr für diese Angelegenheit und schickte Carl Vogt zu diesem Zwecke nach England, der damit aber sehr schlechte Geschäfte gemacht zu haben scheint.

An Liebig:

München, d. 19. Juni 1865.

Lieber College!

Ihr Empfohlener[1]) scheint eine andere Route eingeschlagen zu haben — bis jetzt ist er nicht gekommen — und ich will nicht länger warten, Ihnen zu antworten. Sie haben mich ganz nieder gedonnert mit Ihren trostlosen Aussichten, daß ich mich moralisch noch nicht ganz zurechtgefunden habe. Ich hoffe Hoyoll wird doch soviel erzielen, daß Sie wieder zu Ihrem Kapital und zu Ihren Zinsen und ich zu meiner Ruhe komme: denn wenn Sie bei dieser gut gemeinten Geschichte zu Schaden kämen, das wäre mir doch sehr unangenehm.

Hier geht es vorwärts. Ich kann Ihnen jetzt amtliches Zeugniß verschaffen, das Sie wünschen; bitte nur mir ein Muster, wie Sie es wünschen zum Anhaltspunkte zu geben. Sehr schön wäre es allerdings, wenn Sie vor Ihrer Neapel-Expedition selbst hierher kämen, und gewiß auch wäre es das beste. — Ich gehe am 30. Juli nach Wien, als Magnificus mit 2 Senatoren

---

[1]) Carl Vogt (1817—95), damals Professor in Genf.

zur 500jährigen Jubelfeier deputirt, komme am 5. oder 6. August wieder hierher, und bleibe bis zum 15.—16. noch hier. Dann gehe ich in meine Villegiatur nach Kieferfelden bei Kufstein im Unterinnthal. Da ich an der Eisenbahn zwischen Rosenheim und Innsbruck liege, kann ich in wenigen Stunden von dort in München sein. Ich werde Ihnen unter Kreuzband einen Bericht meiner Bildercommission in der Augsburger Allgemeinen Zeitung senden.

Mit bestem Gruß Ihr ergebenster
Dr. M. Pettenkofer.

An Liebig:

München, d. 15. November 1865.

Lieber College!

Heute Abends kam Ihr Brief vom 12. c., morgen Donnerstag wird meine Antwort abgehen; ob sie bis Samstag in Ihren Händen ist — weiß die Post allein.

Die Geheimnisse des Herrn Frey[1]) sind mir alle bekannt und besteht keine Schwierigkeit der Mittheilung. Das Wesentliche ist an die Stelle des Öls Harz zu setzen. Daß Frey nach Italien reise, convenirt mir gar nicht; denn ich brauche ihn notwendig hier in München, in der alten Pinakothek geht es jetzt rasch voran. Außerdem halte ich es auch nicht im Interesse der ital. Regierung, ihn kommen zu lassen; ich hielte es eher für zweckmäßig, einen ital. Conservator und Restaurator hieher zu schicken, um die Geschichte zu lernen. Da hier eben sehr viel nach dem Principe des Regenerationsverfahrens gearbeitet wird, so kann gerade hier am leichtesten und meisten gelernt werden.

Was ich in Florenz nützen könnte, sehe ich vollends nicht ein, Sie müßten denn wünschen, daß einer meiner Wünsche sich erfüllen sollte, die herrliche Stadt zu sehen.

---

[1]) War Gehilfe Pettenkofers und als Regenerator und Restaurator an der Gemäldegaleriedirektion angestellt.

Soeben erhalte ich beiliegenden Brief aus London, den ich Ihnen zur Beantwortung überlasse.

Die Erfolge des Regenerationsverfahrens in hiesiger Pinakothek werden immer auffallender. An einem sehr bekannten Bilde von Rubens — Dalila und Samson, wie ihn die Philister binden — kam im Hintergrunde ganz deutlich ein Kopf zum Vorschein, der sich auf keiner in den letzten 40 Jahren gemachten Copien findet. Die Künstler sind jetzt auch alle versöhnt mit dem Mann, der nie einen Pinsel in der Hand gehabt, der von der künstlerischen Technik auch nicht die Spur versteht. Ich weiß nicht, ob sie schon wissen, daß die Herren mir eine sehr solenne und prachtvolle Adresse gewidmet haben, mit mehr als 200 Unterschriften.

Mit bestem Gruß Ihr ergebenster

Dr. Max Pettenkofer.

Hermann von Helmholtz

Geboren in Potsdam am 31. August 1821, gestorben in Charlottenburg am 8. September 1894. — Seine Doktorarbeit enthält den Nachweis des Eintritts der Nervenfaser in die Ganglienzelle (1842). Seine erste experimentelle Untersuchung betraf die Fäulnis und Gärung (1843) und bildete eine wichtige Vorarbeit zu der von Pasteur (1860). Am 23. Juli 1847 trug er in Berlin die Abhandlung über die Erhaltung der Kraft vor. (Die Priorität Robert Mayers hat Helmholtz rückhaltlos anerkannt.) 1849 kam Helmholtz als a. o. Professor der Physiologie und allgemeinen Pathologie nach Königsberg. Dort hielt er am 12. November 1851 einen Vortrag über den Augenspiegel. Hierdurch wurde er auf einmal berühmt. 1852 wurde er dort ordentlicher Professor, und 1855 berief man ihn für Anatomie und Physiologie nach Bonn, 1858 als Physiologen nach Heidelberg, wo er bis 1871 blieb. In diesem Jahre wurde er als Professor der Physik nach Berlin zurückgerufen, wo er bis an sein Lebensende ein der Wissenschaft geweihtes Leben führte. — Der erste Brief bezieht sich auf Helmholtz' Arbeit: „Messungen über den zeitlichen Verlauf der Zuckung animalischer Muskeln und der Fortpflanzungsgeschwindigkeit der Reizung in den Nerven"; der zweite an seinen Vater gerichtete betrifft die Entdeckung des Augenspiegels, von der Graefe urteilte: „Helmholtz hat uns eine neue Welt erschlossen."

Königsberg, d. 29. 3. 50.

Verehrter Onkel,

ich erlaube mir, durch die Zeilen Ihnen meine Glückwünsche zu Ihrem allgemein gefeierten Geburtstage zu übersenden. Sein Sie versichert, daß die Dankbarkeit für das Gute, was Sie mir und meiner Frau erwiesen haben, treulich in unserm Herzen fortlebt. Wir leben hierselbst sehr glücklich, wenn auch Königsberg selbst gerade keinen großen Beitrag zu unserm Glücke liefert. Bisher haben mich die Vorbereitungen für die zum ersten Male zu haltenden Vorlesungen anhaltend beschäftigt, und nur in den Ferien behielt ich Muße zu eigenen Arbeiten. Da mir die Tante Ulrich aus Ihrem Briefe mittheilte, daß Sie sich für meine jetzigen Versuche interessieren, so will ich Ihnen gleichzeitig mittheilen daß ich jetzt auch schon eine Reihe analoger Versuche am Menschen angestellt habe, aus denen hervorgeht, daß die Geschwindigkeit der Fortpflanzung der Nervenreizung im Menschen etwa 150 bis 180 Fuß in der Secunde beträgt, so daß eine Nachricht vom großen Zehen etwa nach $1/_{20}$ Sekunde im Gehirn ankommt. Ich gehe jetzt damit um, die Sachen zur detaillierten Veröffentlichung fertig zu machen.

In Ergebenheit

Ihr H. Helmholtz.

An seinen Vater:

[Dez. 1851.]

. . . Außerdem habe ich aber bei Gelegenheit meiner Vorträge über Physiologie der Sinnesorgane eine Erfindung gemacht, welche möglicherweise für die Augenheilkunde von dem allerbedeutendsten Nutzen sein kann. Sie lag eigentlich so auf der Hand, erforderte weiter keine Kenntnisse, als was ich auf dem Gymnasium von Optik gelernt hatte, daß es mir jetzt lächerlich vorkommt, wie andere Leute und ich selbst so vernagelt sein konnten, sie nicht zu finden. Es ist nämlich eine Kombination von Gläsern, wodurch es möglich wird, den dunkeln Hintergrund des Auges durch die Pupille hindurch zu beleuchten, und zwar ohne ein blendendes Licht anzuwenden, und gleichzeitig alle Einzelheiten der Netzhaut genau zu sehen, sogar genauer, als man die äußeren Teile des Auges ohne Vergrößerungen sieht, weil die durchsichtigen Teile des Auges dabei die Stelle einer Lupe von 20maliger Vergrößerung für die Netzhaut vertreten. Man sieht die Blutgefäße auf das zierlichste, Arterien und Venen verzweigt, den Eintritt des Sehnerven in das Auge usw. Bis jetzt war eine Reihe der wichtigsten Augenkrankheiten, zusammengefaßt unter dem Namen „schwarzer Star", eine Terra incognita, weil man über die Veränderungen im Auge weder im Leben noch selbst meistens im Tode etwas erfuhr. Durch meine Erfindung wird die speziellste Untersuchung der inneren Gebilde des Auges möglich. Ich habe dieselbe als ein sehr vorsichtig zu behandelndes Ei des Columbus sogleich in der physikalischen Gesellschaft in Berlin als mein Eigentum proklamieren lassen, lasse gegenwärtig ein solches Instrument arbeiten, welches besser und bequemer ist, als meine bisherigen Pappklebereien, werde dann womöglich mit unserm hiesigen Hauptaugenarzte[1]) Untersuchungen an Kranken anstellen, und dann die Sache veröffentlichen."

---

1) A. Graefe.

Rudolf Virchow

Geboren am 13. Oktober 1821 in Schivelbein (Pommern), gestorben am 5. September 1902 in Berlin. — Als Zögling der Pepinière wurde er mit 23 Jahren Prosektor; 1849 ging er nach Würzburg und kehrte 1856 nach Berlin zurück, wo er ebenfalls die Professur für pathologische Anatomie übernahm. Dem Programm, das er im 1. Band von seinem „Archiv" aufstellte, ist er bis an sein Lebensende treu geblieben: Der Satz omnis cellula a cellula ist die anerkannte Signatur der biologischen Zellularpathologie geworden. — Seine Werke verzeichnet die von J. Schwalbe herausgegebene Virchow-Bibliographie 1843—1901 (Berlin 1901); sie umfaßt außer Medizin, Hygiene, Allgemeines (Philosophisches, Standesfragen usw.), Anthropologie, Ethnologie und Urgeschichte; die auf die innere und praktische Medizin bezüglichen Werke verzeichnet W. Ebstein: R. Virchow als Arzt. Stuttgart 1903.

Charité, am 9ten Mai 1845.
Lieber Vater!

... Mittlerweile ist Görcke's Geburtstag am 3ten Mai[1]) gefeiert und meine Rede[2]) gehalten worden. Wie ich Dir schon geschrieben zu haben glaube, enthielt sie ein förmliches medicinisches Glaubensbekenntniß, mit oft nicht kraftlosen Angriffen auf die Gegner der heutigen Richtung ...

Charité, am 27ten August 1845.

... Die alten Militärärzte wollten aus der Haut fahren ob so neuer Weisheit; daß das Leben so ganz mechanisch[2]) construirt werden sollte, schien ihnen vollkommen umwälzerisch, wenigstens ganz unpreussisch; da müßte doch noch so eine Art von Heiligenschein drumbleiben, damit man ein wenig geblendet würde und die Dinge nicht klar ansehen könne ...

---

[1]) Joh. Goercke (1750—1822) begründete 1795 die „Pepinière", die er 1811 als med.-chirurgische Akademie wieder ins Leben rief.

[2]) Über das Bedürfnis und die Richtigkeit einer Medizin vom mechanischen Standpunkt.

Charité, 20. Dezbr. 1846.

... Endlich habe ich mit meinem Freunde, dem Dr. Reinhardt, den Beschluß gefaßt, eine medicinische Zeitschrift herauszugeben; der Buchhändler Reimer, die bekannte alte Firma, hat den Verlag derselben übernommen u. wir werden im Laufe des Winters noch, so hoffen wir, das erste Heft herausgeben. Eine Zeitschrift der Art, wie wir sie intendiren, ist ein Bedürfniß der Zeit, u. was Berlin insbesondere angeht, so habe ich ihr den Boden schon geebnet. Ich habe in mehreren medicinischen Gesellschaften Vorträge gehalten, von denen einer direkt die Gesichtspunkte unserer Richtung feststellte, der mit allgemeinem, lauten Beifall aufgenommen wurde[1]. Kürzlich ist dann noch eine Kritik eines großen Werkes von Rokitansky[2] in Wien erschienen, welche die Haltlosigkeit dieser Richtung nachweist. Darüber ist nun ein großer Aufruhr ausgebrochen: die einen, besonders die älteren Herrn, von der Universität und Praxis, sind entzückt darüber, während die jüngeren Herrn von der Wiener Schule wüthen. Da ergehen nun die widersprechendsten Urtheile über mich. Ich lasse es mir gefallen und denke, es wird wohl vorübergehen, und die nachhaltige Wirkung die sein, daß man künftig vorsichtig ist.

Charité, 17. Juni 1847.

... Neben diesen großen Ereignissen arbeite ich ruhig fort und bin in diesem Augenblick namentlich mit dem 2ten Heft unseres Archivs lebhaft beschäftigt. Ich experimentire namentlich viel an Hunden und hoffe

---

[1] Gemeint ist das sog. „Virchows Archiv" für pathol. Anatomie und Physiologie und für klinische Medizin, seit Reinhardts Tode (1852) von Virchow allein herausgegeben bis an sein Lebensende.
[2] Betrifft dessen Handbuch der patholog. Anatomie, in Med.-Zeitung des Vereins für Heilkunde in Preußen. Nr. 48. 50.

dadurch wieder ein gutes Stück weiter in der Entwicklung vernünftiger pathologischer Ansichten zu kommen. Ich schrieb Dir wohl schon, daß ich neben meinem gewöhnlichen Cours noch einen zweiten für praktische Ärzte halte, in dem Geheime Räthe, Medicinalräthe und eine Reihe alter und junger Praktiker sich befinden; das macht mir viel Spaß. Es gehört nun einmal eine gewisse Popularität dazu, um eine junge medicinische Schule zur Geltung zu bringen. Daß es jetzt geht, ist klar, und ich habe davon zuweilen recht kuriose Beispiele. Eines der seltsamsten ist folgendes: Vor einiger Zeit bin ich auf einem Balle bei Madame Crelinger, ich tanze mit einer jungen Dame Contretanz, der ich eben zuvor vorgestellt war. In einer Pause sagte sie: „Habe ich recht gehört, sind Sie der Dr. Virchow?" Als ich bejahte, fragt sie weiter: „V —i — r — c — h — o — w?" Im höchsten Grade erstaunt, bejahte ich auch dieses. Darauf sie: „Ach, da ist das gewiß Ihr Herr Vater, der die Vorlesungen über pathol. Anatomie hält?" ...

Was machen die Saaten? Im allgemeinen scheinen die Aussichten ja günstig zu sein, so daß die geleerten Vorrathskammern sich wieder etwas füllen können ...

Viele Wünsche für Deine Fluren

Dein Rudolf.

Berlin, am 28. April 1858.
Lieber Vater!

... Heute ist der letzte Tag der Ferien; in einer Stunde wird er verflossen sein und von morgen ab muß ich Morgens um 7 Uhr wieder regelmäßig in der Charité sein. Indeß habe ich von den Ferien nicht viel gehabt. Meine Zeit ist jetzt noch so in Anspruch genommen, daß ich kaum schriftstellerische Arbeiten leisten kann. In dem Cours für praktische Ärzte, den ich während der Ferien gehalten, habe ich durch einen Stenographen nachschreiben lassen, und seine Reinschrift wandert, nachdem sie corrigirt ist, sofort in die Druckerei. Den Ertrag des Buches[1]) wollen wir theilen . . .

Und nun lebe recht herzlich wohl, bleibe recht gesund und lasse bald etwas Gutes von Dir hören.

Dein Dich herzlich liebender Sohn
Rudolf.

An Carl Vogt:

[Schivelbein] 28. Dezember 1864.

„Ihr Brief hat mich hier erst spät erreicht, aber, obwohl der eben erfolgte Tod meines Vaters meine Gedanken nach ganz anderen Richtungen in Anspruch nimmt, entspreche ich doch gern Ihrem dringlichen Wunsche, da ich die von Ihnen genannten, bis auf Weber[2]), sämtlich zu meinen Schülern zählen kann und daher ein genaueres Urteil habe. Was zunächst Biermer[3]) anlangt, so möchte ich glauben, daß er Ihren Bedürfnissen am meisten entspricht. Er ist von entschiedener Natur, ein einflußreicher Lehrer, in den Schweizer Verhältnissen erprobt und von hoher wissenschaftlicher und praktischer Vorbildung. Er war längere Zeit in Würzburg Assistent, ist früh an den Unterricht gewöhnt, hat eine gute praktische Methode, selbständiges Urteil und ganz ungewöhnliche Rührigkeit.

Von den anderen von Ihnen genannten würde ich Kußmaul[4]) den Vorzug geben. Er ist eine überaus

---

[1]) Die Cellular-Pathologie in ihrer Begründung auf physiologische und pathologische Gewebelehre. Zwanzig Vorlesungen, gehalten während der Monate Februar, März und April 1858 im pathologischen Institut zu Berlin von Rudolf Virchow. Berlin 1858 (Aug. Hirschwald).

[2]) Theodor Weber (1829—1904), Kliniker in Halle.

[3]) Anton Biermer (1827—1892), Kliniker in Zürich und Breslau.

[4]) Adolf Kußmaul (1822—1902), zuletzt als Kliniker in Straßburg.

liebenswürdige Persönlichkeit, in der wissenschaftlichen Arbeit von fast philologischer Genauigkeit, guter Experimentator und von feiner Beobachtung. Unter den Aufgeführten ist er wohl derjenige, welcher die größte Originalität mit der angenehmsten Bestimmtheit verbindet. Wenn ich ihn nicht in erster Linie stelle, so geschieht es, weil er eine mehr stille Wirksamkeit liebt, und ich denke, mir daß für den Studenten eine, ich möchte sagen, derbere Persönlichkeit den Vorzug verdient.

Gerhardt[1]) und Ziemßen[2]) sind sehr empfehlenswürdige Kandidaten, vortrefflich vorgebildet und überall als Lehrer beliebt gewesen. Aber sie haben nicht dasjenige Maß von Initiative, wie Biermer und Kußmaul, und würde sie daher erst in dritter Linie setzen. Weber, den ich sehr wenig kenne, und der in Halle überaus geschätzt ist, ist mir gar zu wenig produktiv; auch scheint es mir, daß ihm die große Hospitalpraxis zu fern lieg.t Haben Sie gar nicht an die Möglichkeit gedacht, Friedreich[3]) zu gewinnen? Ich dachte das große Spital müßte ihn locken, und ich wenigstens würde ihn für eine Person erster Linie halten."

Herzlichen Gruß!
Ihr ergebenster
R. Virchow.

Schivelbein, am 29sten Decembr. 1864.
Mein lieber Schatz!

Wieder ist ein Tag herum und es ist noch einsamer um mich her geworden. Nur noch die Kanarienvögel, die über mir schlafen, sind als lebende Zeugen dessen, der hier so viele Jahre gewirkt hat, zurückgeblieben.

---

[1]) Karl Gerhardt (1833—1902), Kliniker in Würzburg und Berlin.
[2]) H. v. Ziemßen (1829—1902), Kliniker in München.
[3]) Nicolaus Friedreich (1825—1882), Kliniker in Heidelberg.

Um mich her liegen wüste Haufen von Papier, die Erinnerungen von mehr als 50 Jahren, und die Geschichte des menschlichen Herzens, wie es jung fühlt und im Alter empfindet, ist mir selten so schroff vor die Seele getreten. Welchen Kummer bereiten sich die Leute, die sich doch am liebsten haben sollten und die sich auch am liebsten gehabt haben, in der Verfolgung ihrer oft eingebildeten Interessen! Welch' ein Bild des Unfriedens und des Zankes ist mir aus diesen Bergen von Aktenstücken und Briefschaften entgegengetreten, welche ich nun endlich heute zu Ende durchgelesen habe! Wie wächst das Mißtrauen aus den unscheinbarsten Dingen, wenn die Leute erst aufgehört haben, sich gegenseitig auszusprechen! Ach! es ist mir oft recht weh um's Herz geworden, wenn ich Papiere nur deshalb zum Feuer verurtheilen mußte, weil ich mir sagen mußte, es sei besser, wenn sie nie geschrieben worden wären.

Nun ist auch das zu Ende . . .

Nun adieu, mein Schatz! Ich will meine einsame Lagerstätte suchen. Hilf' Dir inzwischen durch. Grüße die Kinder und die Deinen und behalte lieb Deinen

Rudolf.

Friedrich von Esmarch

Geboren am 9. Januar 1823 in Tondern (Schleswig), gestorben am 23. Februar 1908 in Kiel. — Er studierte in Kiel und Göttingen, wurde 1848 Assistent bei v. Langenbeck. Seit 1854 Direktor der chirurgischen Klinik in Kiel, wo er bis 1899 blieb. Im Kriege 1866 und 1870/71 erwarb er sich große Verdienste, die besonders auf dem Gebiete der Kriegschirurgie liegen. Bekannt und populär wurde er durch die Erfindung der künstlichen Blutleere im Jahre 1873, über deren erste Versuche er in folgendem Vortrag berichtet. 1881 hat Esmarch anläßlich des Verblutungstodes des Zaren Alexander die Tourniquettragebänder in den Samariterdienst eingeführt (vgl. „Aus meinen Erinnerungen". Deutsche Revue Bd. 27, 2, S. 290—298).

... Sie sehen, daß ich schon mehrmals nahe daran gewesen bin, die Erfindung der künstlichen Blutleere zu machen, aber zur Reife kam der Gedanke erst im Februar 1873 und zwar in folgender Veranlassung.

Ich wurde eines Abends von einer Dame gebeten, ihr ihren Trauring von dem Finger zu entfernen, der in Folge einer Verletzung angeschwollen war.

Ohne Zweifel ist Ihnen das Verfahren bekannt, welches in solchen Fällen meistens rasch zum Ziele führt.

Man umwickelt mit einem starken Zwirnsfaden in dichten Gängen den Finger von der Spitze bis an den Ring, schiebt das Ende des Fadens unter den Ring durch und wickelt nun den Faden rasch wieder ab, wobei der Ring leicht über den zusammengedrückten Finger bis zur Spitze hinabgleitet.

Die Dame, welche sehr erfreut über den Erfolg war, bat mich, ihr den Vorgang zu erklären.

Mit Hinweis auf die durch das Einwickeln entstandene erst blasse und dann wieder rothe Färbung, konnte ich ihr leicht verständlich machen, daß durch den Faden das Blut aus dem Finger getrieben und dieser dadurch dünner geworden sei.

Als sie fortgegangen war, blieben meine Gedanken noch lange bei diesem Vorgange haften, während ich spielend nicht nur den Zwirnsfaden, sondern auch einen Kautschukfaden in verschiedenen Richtungen um meine Finger wickelte, auch die Beobachtung machte, daß bei wiederholter Umwickelung des letzteren an derselben Stelle die einschnürende Wirkung sich sehr unangenehm steigerte. Nachts träumte ich weiter davon. Als ich aber am (andern) Morgen erwachte, stand plötzlich vor meinem inneren Auge der fertige Gedanke: *Du mußt fortan vor jeder Operation das Blut aus dem Gliede herausdrängen, und es nicht wieder eintreten lassen, bis die Operation beendet ist.*

Dann schweiften meine Gedanken in die Zukunft, und ich malte mir die vielen und schwierigen Fälle aus, in denen das Verfahren zur Anwendung kommen und seine segensreiche Wirkung entfalten könnte. Ich war darüber sehr glücklich, machte gleich an demselben Tage eine Nekrotomie, dann in den nächsten Tagen eine Exarticulation der Hand und mehrere Ausschabungen cariöser Knochen, alles ohne Blutverlust, und war jedesmal erstaunt, wie sehr viel leichter sich diese Operationen, unter Anwendung des neuen Verfahrens ausführen ließen, als sonst . . .

Theodor Bilharz

Geboren am 23. März 1825 in Sigmaringen, gestorben am 9. Mai 1862 in Kairo. — In Freiburg und Tübingen vorgebildet, wurde er 1849 Prosektor der Freiburger Anatomie. 1850 ging er unter seines Lehrers Griesinger Leitung, der dort Leibarzt des Vizekönigs von Ägypten wurde, als Assistent dorthin. Als Griesinger 1852 nach Deutschland zurückkehrte, wurde Bilharz 1855 Professor an der medizinischen Klinik in Kairo und übernahm 1856 den Lehrstuhl der Anatomie. In diesen Jahren entdeckte Bilharz drei neue Parasiten des Menschen, darunter 1853 das Distomum haematobium, den Erreger der „Bilharziakrankheit", der seinen Namen bis heute in der medizinischen Welt wach gehalten hat. Von den unten wiedergegebenen Briefstellen sind die beiden ersten an den Anatom A. Ecker in Freiburg, die beiden anderen an seinen Bruder Alfons Bilharz gerichtet. — Bei der Briefstelle, die die Schwierigkeiten von Bilharz' Untersuchungen schildert, fügte Ecker hinzu: „Kann man einen wahren Jünger der Naturforschung besser schildern, als er selbst mit dieser ganz unbefangenen Erzählung es getan hat?"

An A. Ecker:

Cairo, 6. August 1852

. . . Keine Erinnerung ist mir so geläufig, als die an den Schwarzwald und manchmal, wenn die fast senkrechte Sonne über meinem Haupte und der glühende Sand unter meinen Füßen den letzten Tropfen aus der Haut saugen, ist es mir eine wahre Erquickung, mir den Schwarzwald zu denken mit seinen rieselnden Felswänden und feuchten Moosflächen, aus einem klaren Wässerlein zu trinken und einen vollen Zug zu tun aus der kühlen duftenden Tannenluft ...

An Ecker:
                                    Juli 1853.
... Welche äußeren Schwierigkeiten! Ich hatte im Monat kaum 2—3mal Fische zu erwarten, die nie vor 2—3 Uhr kamen und gewöhnlich den andern Tag unbrauchbar waren. Nun ging's an die Arbeit. Auf der einen Seite das Interesse am Gegenstand und der lebhafte Wunsch, ein weiteres gesichertes Resultat zu erhalten, auf der andern Seite die drohende Gewißheit des Sonnenuntergangs versetzten mich in die emsigste Tätigkeit, die durch Hitze, Fliegen, schnelles Auftrocknen der Präparate und wie die tausend Ärgerlichkeiten des ägyptischen Sommers alle heißen mögen, manchmal in blinde verbissene Arbeitswut überging. Daneben durfte die objective Gemütsruhe und Unbefangenheit des Naturforschers keinen Augenblick bei Seite gesetzt werden. All das bewirkte eine solche Spannung der geistigen und körperlichen Kräfte, wie sie mir aus Europa von schwierigen Arbeiten nicht erinnerlich war. So kam es denn oft, daß, wenn kurz vor Sonnenuntergang ein selten fehlender Windstoß mich und meine Präparate mit feinem Staub überschüttete, ich ganz und gar erschöpft zusammensank, und ein tiefer Atemzug mich aufmerksam machte, daß ich schon ziemlich lang das Atmen vergessen haben müsse ...

An Alfons Bilharz:

Cairo, 31. Aug. 1859.

. . . Kommst Du über Wien, so bitte ich, Wedel zu fragen, wo Meißner behauptet, daß filaria medinensis eine Gordiacee sei, und ob weiter nichts Ausführlicheres erschienen sei? Wenn ja, so möchte ich es gerne haben. Kannst Du Birkmeyers Dissertation über Fil. med. auftreiben, so bringe sie mir. Ich sage Dir ins Ohr, daß ich scharf hinter ihr her bin und so glücklich war, ihr in den After zu gucken, wodurch ihr Nematodentum unwiderleglich gerettet ist. Auch sonst habe ich allerlei gefunden, z. B. ein Nervensystem, wo ich mich vor Ganglienzellen kaum zu retten weiß . . .

An Alfons Bilharz:

Alt-Cairo, 15. Dez. 1860.

. . . Ich weiß nicht, ob ich Virchow Lepra-Knoten verschaffen kann. Letzten Sommer hatte ich einen exquisiten Fall. Er war ein Neger mit so gewaltigen Knoten im Gesicht, daß er kaum mehr zu den Augen herausschauen konnte. Außerdem waren zahlreiche an den Extremitäten. Ich behandelte ihn mit Jodtinktur, da ich aber die Wirkung derselben von früheren Fällen her kenne, wandte ich sie in mildester Weise an: Ich nahm Jodtinktur und Glycerin halb und halb und bestrich die größten Knoten *alle 8 Tage einmal* damit. Nach 2 Monaten waren nicht nur im Gesicht, sondern auch an den Extremitäten, wo ich das Mittel nicht angewendet hatte, alle Knoten verschwunden. Aber leider trat die Allgmeinwirkung — vollständiges Herunterkommen der Constitution — auch so ein. (Jod innerhalb hat gar keine Wirkung.) Er verlangte die Entlassung, und ich weiß nicht, was weiter aus ihm geworden ist. —

Lord Josef Lister

Geboren am 5. April 1827 zu Upton (Essex), gestorben in London am 10. Februar 1912. — Durch seinen Vater auf die mikroskopischen Erforschung und durch den Chemiker Graham und den Physiologen Sharpey auf das Gärungsproblem hingewiesen, fand er die Richtung seiner späteren Forschung. In Edinburg bei Syme lernte er die Chirurgie und 1861 wurde er Lehrer der Chirurgie in Glasgow, in demselben Jahre, in dem Semmelweis sein epochemachendes Werk erscheinen ließ, das Lister erst viel später kennen lernte, wie untenstehender Brief an Dr. Weckerling beweist. Danach steht also Lister nicht auf den Schultern von Semmelweis, wohl aber auf denen von Pasteur, wie er selbst hervorgehoben hat, er veröffentlichte 1867 seine erste Abhandlung über das antiseptische Prinzip. 1869 kehrte er nach Edinburg an die chirurgische Lehrkanzel zurück und von 1877—1897 sehen wir ihn in London am Royal College tätig. Seine Lehre hat Lister klüger verfochten als Semmelweis; ihr widmete er „sein ganzes Wesen, sein ganzes Können und seine volle Arbeitskraft". Die heutige moderne Asepsis hat auf den von Lister gelegten Grundpfeilern, die durch Robert Kochs Forschungen bedeutend gefördert wurden, weitergebaut.

An Pasteur:

Edimbourg, le 18 février 1874.[1])

Mon cher Monsieur, voulez-vous me permettre de vous offrir une brochure que je vous envoie par le même courier et qui rende compte de quelques recherches sur un sujet que vous avez entouré de tant de lumière: la théorie des germes et de la fermentation. J'aime à croire que vous pourrez lire avec quelque intérêt ce que j'ai écrit sur un organisme que vous avez le premier étudié dans votre *Mémoire sur la fermentation appelée lactique.*

J'ignore si les *Annales de la chirurgie britannique* ont jamais passé sous voux yeux. Dans le cas où vous les auriez lues, vous avez dû y trouver, de temps à autre, des nouvelles du système antiseptique que, depuis ces neuf dernières années, je tâche d'amener à la perfection.

---

[1]) Vgl.: Weckerling, Semmelweis oder Lister. Münch. med. Wochenschrift 1907, Nr. 14.

Permettez-moi de saisir cette occasion de vous adresser mes plus cordiaux remerciements pour m'avoir, par vos brillantes recherches, démontré la verité de la théorie des germes de putréfaction et m'avoir ainsi donné le seul principe qui pût mener à bonne fin le système antiseptique.

Si jamais vous veniez à Edimbourg, ce serait, je crois, une vraie récompense pour vous, que de voir à notre hôpital dans quelle large mesure le genre humain a profité de vos travaux. Ai-je besoin d'ajouter quelle grande satisfaction j'éprouverais à vous montrer ici ce dont la chirurgie vous est redevable?

Excusez la franchise qui m'est inspirée par notre commun amour de la science et croyez au profond respect de votre très sincère

Joseph Lister.

An R. Volkmann: 12, Park Crescent
Portland Place
25. Juni 1887.

My dear Professor von Volkmann!

I called this morning on the President of the Medico-Chirurgical Society and spoke to him on the subject of your letter. The session of the Society has just closed, and there will be no other meeting till the latter part of October.

But he expressed what I am sure would be the universal feeling of the members when he said that if it suited your convenience to attend either the October meeting or any later one in the session, the Society would be delighted to see you among them and to receive a scientific communication from you. The meetings are held on Tuesday evenings, and generally once a fortnight.

But if you think of coming in October or November, perhaps you will kindly let me know as soon as you can make your plans, and I will then inform you of the exact days of meeting and arrange with the secretaries for your reception. I should be much honoured if you would be my guest during your stay in London.

I need hardly assure you how much gratification you have given me by your exceedingly kind expressions regarding my work. Germany has certainly loaded me with kindness; but of all the many honours with which my humble efforts have been crowned, that which I regard as the very highest in the Order conferred upon me by your Emperor, on the recommandation of some of the first men of science in the world.

Believe me, my dear Professor von Volkmann your very sincere friend

Joseph Lister.

An Weckerling: 12, Park Crescent London
Portland Place

15th Sept. 1906.
My dear Sir!

Although it is extremely distasteful to me to speak of question of my priority, I cannot but answer briefly the questions you ask me in your most kind letter.

When in 1863 I first applied the antiseptic principle to the treatment of wounds, I had not heard the name of Semmelweis and knew nothing of his work.

When, twenty years later, I visited Budapest, where I was received with extraordinary kindness by the medical profession and the students, Semmelweis's name was never mentioned, having been, as it seems, as entirely forgotten in his native city as in the world as large. It was some time after this that my attention was drawn to Semmelweis and his work by Dr. Duka, a Hungarian physician, practising in London.

I need hardly add that I never pronounced the sentence which you quote[1]).

But while Semmelweis had no influence upon my work, I greatly admire his labours and rejoice that his memory will be at length duly honoured.

Believe me My dear Sir very sincerely yours

Lister.

Albrecht von Graefe

Geboren in Berlin am 28. Mai 1828, gestorben ebenda am 20. Juli 1870. — Nach der Studienzeit in Berlin, wo er unter Virchows Einfluß stand, ging er auf Reisen, zuerst nach Prag, wo er von Arlt lernte, von da nach Paris und zuletzt nach Wien. 1850 ließ sich Graefe in Berlin als Augenarzt nieder und habilitierte sich 1852. Inzwischen hatte Helmholtz den Augenspiegel entdeckt (1851) und darauf bezieht sich Graefes Brief an ihn. 1854 begründet Graefe das Archiv für Ophthalmologie, das ihn unter den Augenärzten sehr bekannt machte, außerdem kam 1857 seine Entdeckung der Heilbarkeit des Glaukoms (1857) hinzu sowie seine hervorragende Technik. 1866 zum ordentlichen Professor ernannt, fing er 1868 an zu kränkeln und erlag nach zwei Jahren seinem Leiden. Auf allen Gebieten der Augenheilkunde hat er grundlegende Arbeiten geschaffen. (Vgl. J. Hirschberg, in Graefe-Saemisch. 1918.)

An Helmholtz:

Hochgeehrter Herr Professor! Entschuldigen Sie, wenn ich als Unbekannter mich brieflich an Sie wende und Ihre Güte in betreff eines Gegenstandes in Anspruch nehme, der mich im allerhöchsten Grade interessiert. Schon im vorigen Sommer hatte ich in Wien durch Herrn Professor Brücke erfahren, daß Ihnen die Konstruktion eines Instrumentes zur Untersuchung der Retina am lebenden Auge gelungen sei; ich hatte sogar die Freude, aus derselben Quelle einige Details über die Mittel, deren Sie sich hierbei bedient, zu vernehmen. Herr Professor Brücke war um so williger,

---

[1]) Weckerling, Semmelweis oder Lister, Münch. med. Wochenschrift. 1907. Nr. 14.

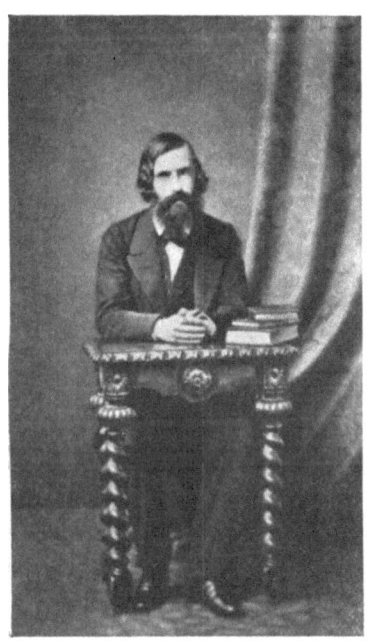

Albrecht von Graefe.

mir diese Mitteilungen zu machen, als wir häufig über die Möglichkeit eines solchen Instrumentes miteinander gesprochen, und er mir einen früheren Plan dazu mitgeteilt hatte, dessen praktische Anwendung aber an der Weise der Beleuchtung gescheitert war. Brücke hatte nämlich geglaubt, die katoptrischen und dioptrischen Resultate des Apparates durch ein unter entsprechendem Winkel schief vor das beobachtete Auge angebrachtes Konkavglas gleichzeitig verwirklichen zu können. Um so erfreulicher war uns die Nachricht vom Gelingen eines solchen Instrumentes, und ich erwartete mit Ungeduld die Publikation, welche ich vor einigen Tagen bei meiner Rückkehr nach Berlin von einer längeren Reise so glücklich war, auf meinem Tische zu finden[1]). Dem Studium derselben verdanke ich nicht allein das genauere Verständnis des Instrumentes, sondern auch Aufklärung über mehrere, bisher verschlossene physikalische Fragen. — So stelle ich an Sie, hochgeehrter Herr Professor, die ergebene Bitte, Ihren dortigen Optiker beauftragen zu wollen, möglichst bald ein oder zwei genau nach Ihren Angaben verfertigte Augenspiegel nach Berlin an meine Adresse zu schicken ...

Albrecht von Graefe: Rezept.

[1]) Beschreibung eines Augen-Spiegels ... Berlin 1851. Neu herausgegeben von H. Sattler Leipzig 1910.

Theodor Billroth

Geboren in Bergen auf Rügen am 26. April 1829, gestorben in Abbazia am 6. Februar 1894. — In Göttingen begann er sein Medizinstudium — und dort schwärmte er für Jenny Linds Gesang. Dann ging er nach Berlin, wurde B. v. Langenbecks Schüler. 1860 übernahm er die chirurgische Klinik in Zürich, und 1867 diejenige in Wien. Dort schuf er mit dem Reichtum seiner Ideen seine Arbeiten und setzte sie mit seinen Schülern in chirurgische Taten um. Man rechnete es ihm hoch an, daß er „den Mut hatte, in der Chirurgie die volle Wahrheit zu sagen, indem er mit beispielloser Offenheit über alles, was ihm glückte und mißglückte, Rechenschaft ablegte". — In seinen Briefen „wandeln wir in einem Garten, wo die Dankbarkeit und Freundschaft blühen, wo Wissenschaft und Kunst, eng verschlungen, nebeneinander ranken und ein köstlicher Humor aufschießt. Alles umgrünt von bestrickender Liebenswürdigkeit". — Wie sein Buch lehrt, hatte er ein Recht „über das Lehren und Lernen der medizinischen Wissenschaften an den Universitäten..." (Wien 1876) mitzusprechen". Das bezeugen auch die beiden Briefe an R. Toppius.

An R. Volkmann:

Lieber Freund!

An Richard Volkmann hätte ich vielleicht nicht sogleich geschrieben, denn ich weiß ihm vor der Hand nichts Neues zu erzählen, als daß ich ihm hoffentlich bald meine Memoiren über meine Erlebnisse im Felde zuschicken werde, worin auch viel von ihm und Oberschenkelschüssen und sonst von Mancherlei die Rede ist.[1]) — Doch an Richard Leander[2]) habe ich sofort zu schreiben und zu danken für das liebe Buch, das er mir und meiner Frau geschickt hat. Ich habe vor Jahren ein Heft Kinderlieder für meine Mäderl componirt, und glaubte der einzige Chirurg zu sein, der sich so etwas erlaubt, nun bin ich ganz erfreut, in Dir auch einen Kindercollegen gefunden zu haben, und daß Deine Compositionen in ihrer Art viel schöner sind als die meinen. Reizende Sachen! Der Ton von Grimm's

---

[1]) Chirurgische Briefe aus den Kriegs-Lazaretten... Berlin 1872.
[2]) Träumereien an französischen Kaminen. 1871.

Märchen ist so reizend getroffen! Alles ist so kindlich nett und doch so poetisch in Inhalt und Form. Auch meine Frau hat sich sehr daran erfreut, und Einiges habe ich schon höchst eigenpersönlich meinen Kindern vorgelesen. Meine Frau nimmt Alles zurück, was sie Dir im Burgtheater gesagt hat und ist ebenso entzückt von Deinen Märchen wie ich.

Herzlichen Gruß von Haus zu Haus!

Der Deine
Th. Billroth.

Wien 18. 7. 71.

An R. Volkmann:

Lieber Freund!

Wenn ich erst heute mein neues Buch schicke, das schon ein halbes Jahr alt ist,[1]) so ist der Buchbinder mehr schuld als ich; die Versendung von 200 Exemplaren dieser Art ist mir eine angenehme mechanische Beschäftigung, bei der ich einige Wochen geistig ausruhe. Jetzt sei mit dem Inhalt nicht zu streng, die Hauptsache ist, ob Du den Einband geschmackvoll findest. — Weißt Du daß Du neulich Mutter geworden bist; Moritz Hartmann, ein wie man sagt bekannter deutscher Dichter, behauptete neulich, wie man mir sagt, hinter dem R. Leander stecke zweifellos eine Dame, eine junge Familienmutter. —

Du zart besaitetes Herz schieb nur nicht den Chirurgen-Congreß zu spät in den April hinein; die Austern sind dann schon schlecht, und es ist überhaupt dann saison morte; ich muß meine Vorlesungen am 15. April wieder anfangen, um am 1. Juli aufhören zu können.

Ich züchte jetzt Pilze,[2]) eine faule Arbeit! Doch es bleibt nichts übrig, als sich doch selbst zu überzeugen

---

[1]) Chirurgische Briefe, vgl. vorigen Brief.
[2]) Untersuchungen über die Vegetationsformen von Coccobacteria septica .. Berlin 1874.

was wahr und was Schwindel ist. Wenn ich einmal eine Woche ohne Correcturbogen bin, will ich Dir einen Vortrag schreiben, vor 1—1½ Jahren ist daran nicht zu denken.

Der Deine
Th. Billroth.

27. I. 72.

Giebt es in Halle einen jungen Grafen Solms-Laubach, Docent der Botanik, der Delegirter in Weißenburg im August 1870 war?

An R. Volkmann:

Wien, März 1879.

Lieber Richard!

Diese Zeilen werden Dir durch Herrn Dr. Mikulicz überbracht, welcher eine wissenschaftliche Reise durch Deutschland England und Frankreich macht. Er ist seit mehren Jahren mein Assistent und ein ungewöhnlich begabter Mensch von den Eichenumkränzten schwarzen Bergen der Bukowina. Seine Arbeiten über Rhinosclerom, Dermoidcysten der Unterkiefers, über die Aufnahme des sept. Gifts in Glycerin, über Genu valgum gehören zu den besten unserer Zeit.[1])

Es ist meine Schuld, daß ich lange nichts von Dir hörte. Die übermütige Laune von Rom ist längst verflogen, und ich bin zur Zeit wie eine matte Fliege. Zu einer Reise nach Italien habe ich kein Geld, zu einer Reise nach Berlin wenig Lust, da mir dort nur Arbeit und Chirurgie, doch keine Erholung winkt, und ich schon so verwienert bin, daß ich mich schwer in norddeutsche Art mehr hineinfinde. — Hoffentlich geht es Dir immer Frischen und immer Jungen gut.

Der Deine
Th. Billroth.

---

1) Über Mikulicz: in Mitteil. aus den Grenzgebieten 3. Suppl.-Band 1907, S. 58.

An R. Toppius:
                          Wien, 4. Mai 1883.
. . . Mit größestem Interesse und wahrer Theilnahme bin ich Deinen Mittheilungen über Deine Kin-

Theodor Billroth: Rezept.

der gefolgt. Es ist ein sonderbares Ding; Du hast einen Schrecken, wenn einer von Deinen Knaben Landwirth werden will, und ich, hätte ich einen Sohn, wäre außer mir, wenn er Medicin studiren wollte. Wenn Dein *Robert* eine besondere Neigung zur Medicin hat, fleißig und energisch arbeitsam ist und eine gute Beobachtungsgabe hat, so laß ihn bei seinem Bestreben.

Ein schwerer Beruf ist der ärztliche, mühevoll, selten dankbar, führt er langsam zur Selbständigkeit. Wenn ich bedenke, wie viele talentvolle junge Leute mit mir zusammen studirt haben, und wie wenige zu einem gedeihlichen Ziele gekommen sind, so muß ich sagen, daß ich ein wahrer Glückspilz war. Es kommen beim Arzt, wenn er auch noch so viel gelernt hat, so viele persönliche Eigenschaften mit ins Spiel, die fast mehr auf den Erfolg in dieser Carrière influenziren, als das Wissen, so daß man oft genug sieht, wie die Persönlichkeit den Sieg über Wissen und Können trägt. Wenn *Robert* fertig studirt hat, und seine Examina gemacht hat, und ich dann noch lebe, dann soll er nach Wien kommen; dann kann er hier in kurzer Zeit an den massenhaften, in einem Riesen-Kranken-Hause concentrirten Kranken-Material viel lernen; früher würde das nur verwirren. Daß ich ihn in jeder Beziehung mit offenen Armen aufnehmen werde, versteht sich von selbst . . . Ich freue mich immer, von Euch zu hören. Vergiß mich also nicht!

Dein treuer Vetter
Th. Billroth.

An R. Toppius:

Wien, 19. September 1883.

. . . Du schreibst von den Mühsalen des Landwirths, von seiner Abhängigkeit von Wind und Wetter, Feuer usw. — nun, ich will Dir und Deinem *Robert* nicht bange machen; doch der Arzt ist wahrlich auch nicht auf Rosen gebettet. Die Concurrenz wird immer größer, der Anfang ist meist recht schwer. Während des Studiums freut man sich wohl, daß man etwas Einblick in die Natur und in die Krankheitsplagen der Menschen bekommt. Hat mancher das Examen hinter sich, so ist man ganz entzückt von sich, um nach und nach einzusehen, wie unser Wissen Stückwerk ist, wie wir oft da nicht helfen können, wo wir am liebsten helfen möchten; auch kommen Scrupel, ob dies oder jenes zu thun sei. Will man nicht in ewigem Katzenjammer durch die Welt laufen, so muß man sich immer sagen, man thut seine Pflicht nach bestem Wissen und Gewissen. Eine gute, ruhige Frau und ein ruhiges, häusliches Glück ist dann der größte Segen. Doch kaum ist man zu Hause gekommen, um sich dieses Glückes zu freuen, so klopft es vielleicht schon wieder, die Pflicht ruft vielleicht in stürmische, kalte Nacht hinaus. Spärlich sind die Freuden des Arztes; hier und da treue Anhänglichkeit der Patienten; zuweilen, doch nicht oft, mit materiellem Nachdruck; Dankbarkeit für die größte Pflichttreue, ja selbst für Opfer selten. Freude an einer gelungenen Cur, Bewußtsein der Pflichterfüllung; das ist meist das Höchste, was der Arzt erreichen kann.

Du meinst vielleicht, ich male zu sehr in Schwarz; doch wenn Dein *Robert* einmal nach 20 Jahren diese Zeilen in die Hände bekommen sollte, so wird er mir vielleicht Recht geben.

Hat er einmal eine entschiedene Neigung Arzt zu werden, so darf ihn das Alles nicht stören. Du wünschest, daß ich Dir offen und ausführlich darüber schreibe. Fürchte nicht, daß es so weiter geht; das Schlimmste ist gesagt, und am Ende ist es auch nicht viel schlimmer, wie mit manchem anderen Lebensberuf.

Was ist die Haupteigenschaft, um ein guter Arzt zu sein? Mein hiesiger College *Nothnagel*, dessen Buch über Nervenkrankheiten[1]) Dein *Robert* später schätzen lernen wird, sagte in seiner Antrittsrede als hiesiger Professor der inneren Klinik unter Anderem: „Nur

---

[1]) Topische Diagnostik der Gehirnkrankheiten. Berlin 1879.

ein guter Mensch kann ein guter Arzt sein." Dies ist auch meine Meinung; es ist die Grundbedingung für den inneren, ja meist auch für den äußeren Erfolg der ärztlichen Thätigkeit. Ich möchte zu dem „guten Menschen" noch hinzugefügt wissen „gut erzogen", d. h. in einer Familie, in der ein wohlwollender Geist gegen alle Menschen lebt. Das trifft ja alles bei Deinem *Robert* zu. Er muß einen unwiderstehlichen Drang zum Helfen anderer, unglücklicher Menschen haben, zunächst angeboren und anerzogen, dann kommt er später auch auf dem Wege geläuterter Empfindung und Lebenserfahrung durch Reflexion zu der Überzeugung, daß, soviel der sittlich erzogene Mensch auch nach Glück jagen mag, er doch schließlich das Glück wesentlich darin findet, Andere nach Kräften glücklich zu machen. Nur in diesem Punkte darf er egoistisch sein, ich meine sich selbst glücklich machen, und zwar so viel als er kann. So wie dies aus der sittlichen Erziehung entspringt, so wird es auch immer wieder neue Quelle innerer Läuterung, Stärkung des Pflichtgefühls, Befestigung eigener Sittlichkeit. Trifft ihn ein Unglück, so wird er in der Hülfe Anderer, die noch unglücklicher sind als er, Trost und Stärkung zu neuem Aufschwung nehmen.

Damit der Arzt nun reichlich seine Hülfe austheilen kann, muß er einen tüchtigen Vorrath von Kenntnissen einsammeln. Dieser Vorrath hat nun beim Arzt das Gute, daß er um so größer wird, je reichlicher er ausgeben wird. Mit der ärztlichen Thätigkeit wächst die Erfahrung, die Kritik, das Bedürfniß, die Lücken der Kenntnisse zu füllen, den Fortschritten der ärztlichen Kunst, welche sich aus den Fortschritten der Wissenschaft ergeben, zu folgen. Bei einem für kritische, vorurtheilsfreie Beobachtung gut veranlagten Arzt wächst also der eigene Schatz von Erfahrungen und Kenntnissen mit der Ausgabe behufs des Helfens

Anderer — wohlverstanden nur bei einem guten pflichttreuen Menschen mit gesundem Menschenverstand und Freude an der Arbeit und am Beruf.

Wie soll sich nun der junge Mensch die zum Arzt nöthigen Kenntnisse erwerben? Dafür ist an den deutschen Universitäten so gut vorgesorgt, wie in keinem anderen Lande. Abgesehen davon, daß an den meisten Universitäten Immatriculation ein „Studienplan" übergeben wird, liegt ein solcher schon in der Natur der Sache, im Usus, in der Art der Examina etc. Da bedarf es keiner besonderen Rathschläge. Anatomie, Chemie, Physik, dann Physiologie, daneben Zoologie, Botanik, Mineralogie, das füllt die ersten zwei Jahre reichlich aus. *Robert* muß sich darüber klar werden, daß er nun eine *Hochschule mit freiem Studium* ohne Controle bezieht. Die Vorlesungen erschöpfen den Gegenstand nie; sie sind mehr Anregung zum Studium, zur Methode des Studiums. Eigenes häusliches Studium ist die Hauptsache. Nicht die Professoren, welche unter allen Umständen die gesammte Materie durchpauken, sind die besten Lehrer, sondern diejenigen, welche die jungen Leute anregen, sie warm für den Gegenstand interessiren.

Nicht zu viel Vorlesungen annehmen und *in jedem Semester sich mit einem Gegenstand ganz besonders intensiv beschäftigen*, halte ich für zweckmäßig, weil sonst leicht Zersplitterung und Verfahrenheit das Ende ist. Besser Einiges *recht genau* je nach Neigung zu lernen, als von Vielen wenig oder nichts behalten. Vor dem Examen sind in ersterem Falle nur Lücken zu füllen, in letzterem ist alles neu zu lernen. Alles, was zum Examen verlangt wird, schon während des Studiums ganz genau zu lernen, ist selbst für den Begabtesten unthunlich.

Welche Universität? Das kann ich am schwierigsten beurtheilen, weil ich die jetzige Professorengeneration nicht mehr soviel persönlich kenne, um ein Urtheil über sie als Lehrer zu haben. Straßburg steht obenan in seinem medicinischen Lehrkörper, doch soll es dort und noch mehr in Heidelberg nicht billig sein. Einer der ausgezeichnetsten Anatomielehrer ist *Henle* in Göttingen, doch schon über die 70 hinaus. Sehr ausgezeichnet als anatomischer Lehrer ist *Henke* in Tübingen. In N. N. ist jetzt wenig zu holen; auch Berlin, München, Würzburg, Breslau möchte ich *für den Anfang nicht* empfehlen, in Jena, Marburg, Gießen ist wohl recht knappes Material für die Secirübungen.

Ich rathe die *ersten 3 Jahre auf der gleichen Universität* zu bleiben; das letzte Jahr etwa in Berlin. Nach Examen und Militärdienst schicke ihn auf drei Monate nach Wien; ich werde ihn nach Kräften ins Practisch-Chirurgische einführen. Aber auch sonst sieht er hier, wo alles in einem riesigen Krankenhause concentrirt ist, in einem Tage mehr, als in einem Monat anderswo. Auch sind hier alle Curse speciell für Fremde eingerichtet, deren es aus allen Welttheilen hier giebt. Paris und London sind jetzt für den Mediciner völlig überflüssig; der in Deutschland ausgebildete Arzt kann dort nichts mehr holen. Wir haben Franzosen und Engländer auf allen Gebieten der Medicin weit überholt.

Nun ist es Dir wie *Goethe's* Zauberlehrling gegangen; Du hast die Geister der Medicin beschworen und wirst sie nun nicht wieder los! Doch Alles hat ein Ende und so auch dieser Brief.

Schicke also Deinen Jungen getrost auf die Universität. Verbiete ihm nicht gerade in ein Corps zu treten, doch rathe ihm freundschaftlich davon ab. Die Corps sind ebenso wie die Burschenschaften eine jetzt antiquirte Institution, bei welcher die jungen Leute nur Zeit verlieren, ohne für ihr Leben irgend einen Gewinn — haben. Hast Du für *Robert* eine Universität gewählt so schreib mir *welche*. Ich bin nun freilich auch ein alter Mann, aber ich könnte ihn doch persönlich vielleicht durch einen Brief empfehlen . . .

Meinen besonderen Gruß . . . an meinen zukünftigen Collegen *Robert*, dessen Photographie ich mir erbitte.

Dein
Th. Billroth.

Richard von Volkmann

Geboren am 17. August 1830 in Leipzig als Sohn des späteren Anatomen und Physiologen Alfr. Wilh. Volkmann, beendigte er seine medizinischen Studien 1854/5 in Berlin und trat dort in nähere persönliche Beziehungen zu Schönlein, Traube und Bernh. Langenbeck. Seitdem gehörte er der Universität Halle an. 1867 wurde er zum ordentlichen Professor der Chirurgie und zum Direktor der chirurgischen Klinik ernannt. Der Krieg 1870/71 brachte ihm die Stellung eines konsultierenden Chirurgen und Generalarztes. In den wenigen Stunden der Muße enstanden die ,,Träumereien an französischen Kaminen" (Leipzig 1871) von Richard Leander; so hieß er als Dichter. Als Forscher unterzog er Listers antiseptische Methode einer genauen, kritischen Prüfung, Vervollkommnung und Umgestaltung. Sein Geist, seine dichterische Begabung, sowie seine Meisterschaft in der Beherrschung der Sprache liehen ihm die schärfsten Waffen, die widerstrebende Masse der Ärzte und Chirurgen allmählich zu überzeugen und fortzureißen. Für die neue Behandlung setzte er seine ganze Persönlichkeit ein. So blieb er bis an sein Lebensende fast unbestritten der Führer der deutschen Chirurgen auf dem Gebiete der Wundbehandlung.

An Frau Volkmann:

London, den 10. August 1881.

Mein liebes Annchen!

Endlich komme ich dazu Dir einige Worte zu schreiben, freilich, an einem unglaublich unbequemen Tische, der mir einen längeren Brief absolut unmöglich macht, wie Du vielleicht schon dieser Schrift es abnimmst. Gestern ist der Congreß mit feierlicher Sitzung und

und einem Abendessen mit Damen im Crystallpalast unter einem zauberischen Feuerwerk geschlossen worden. Ich bin im Ganzen zufrieden, obwohl man in dieser ungeheuren Stadt von Niemand etwas hat, außer von denen, mit denen man in einem Hotel wohnt. Der Trubel war unglaublich, zu jedem Tag viele Einladungen, Diners, zu denen der enorme englische Magen gehört. Das englische Leben ist reich und großartig, wie man sich dies bei uns gar nicht vorstellen kann, und hat man uns alle erdenklichen Ehren erwiesen. Die Kosten, die sich die einzelnen Collegen gemacht haben um täglich 2—3! mal eine Masse Fremder bei sich speisen zu lassen, müssen ganz colossale Höhen erreichen, ebenso der allgemeine Aufwand, der durch das Miethen der Lokale, den Druck der Vorträge, Programme etc. etc. benöthigt wurde. Zu den letzteren hatten die englischen Ärzte aus eigenen Mitteln 600,000 Mark beigesteuert. Großes Glück habe ich insofern gehabt, als unsere lieben Freunde Prof. Küster und Frau, wie ich Dir schon per Postkarte schrieb, mit mir im Hotel de Keyser wohnten, außerdem Prof. Horner aus Zürich, den ich schon lange kenne und hochschätze, ein Mann von ungewöhnlicher allgemeiner medic. Bildung. Braune habe ich nur ein paar Mal flüchtig die Hand gedrückt. Die einzige genaue Bekanntschaft, die ich gemacht habe, ist die von Sir James Paget,[1]) eines der besten, feinsten, liebenswürdigsten Menschen, die ich überhaupt je gesehen, mit einer ebenso liebenswürdigen Frau und einer geistig im allerhöchsten Maße liebenswürdigen Tochter, der einzigen aus der Familie, die bequem deutsch spricht. Meine Rede hat wohl angesprochen, obwohl sie nur von relativ wenigen angehört wurde, nämlich nur von denen die Deutsch verstehen. . . .

---

[1]) 1814—1899.

Sehr erfreut hat es mich zu sehen und zu hören, daß die deutsche Chirurgie die englische jetzt weit überholt hat. Alle jüngeren deutschen Chirurgen haben den gleichen Eindruck. Heute morgen hatte ich mit vier Ärzten zusammen eine Consultation bei einem armen deutschen Collegen, der hier in London prakticirt und an einer sehr schweren Kniegelenksvereiterung leidet: die bisherige Behandlung war eine völlig ungenügende, ja geradezu schlechte gewesen. Noch unendlich viel weiter zurück ist allerdings die französische Chirurgie. Was ihr sog. erster Vertreter Herr Verneuil hier für ungewaschenes, kindisches Zeug producirt hat, das geht wirklich über alle norddeutschen Bäume.

Heute oder morgen habe ich noch Visiten bei Paget, Lister und Mac Cormac zu machen, wobei es fraglich ist ob ich auch nur einen dieser drei Herren zu Haus treffe. Dann will ich noch ein oder das andere Museum, vielleicht auch den Hyde Park oder Richmond besuchen und jedenfalls morgen, am 11ten Abend abreisen und wieder die Nacht über nach Vliessingen fahren.

Ich habe von London fast nichts gesehen, aber allein bin ich hier völlig verrathen und verkauft und meine englischen Freunde darf ich nach den ungeheuren Zumuthungen, die der Congreß an ihre Zeit und Gastfreundschaft gemacht hat, nicht mehr in Anspruch nehmen. Die meisten von ihnen gehen außerdem morgen oder übermorgen auf das Land....

Tausend Grüße an alle, besonders auch Mutter und Schwester Anna.

    Mit herzlichem Gruß

                    Richard.

Ernst von Bergmann

Geboren 1836 in Riga, Professor der Chirurgie in Dorpat, Würzburg und Berlin, gestorben 1907 in Wiesbaden. — (Arend Buchholtz: E. von Bergmann. 3. Aufl. Leipzig, F. C. W. Vogel 1913.) Der Brief ist beim Antritt seiner akademischen Laufbahn an seinen Vater geschrieben.

Dorpat, 13. October 1862.

Alea jacta est! Mein Schicksal ist entschieden! .... Dein alter Wunsch, mein lieber Vater, soll erfüllt werden: ich soll doch noch in Dorpat Professor werden!

Das Auskommen eines Professors ist freilich kein glänzendes, und ich muß zugeben: ein viel beschäftigter Arzt in einer großen Stadt kann eine Praxis haben, die viel mehr eine aurea ist. Aber schlecht ist ein russischer Professor auch nicht gestellt ... und Dorpat ist verhältnißmäßig billiger als Riga oder gar Petersburg. Und nun der andere weit größere Vorzug! Der praktische Arzt, wird er, nachdem er sich den ganzen Tag müde und matt gelaufen, um die Gunst der Mächtigen gebuhlt, Undank, Ärger und Gemüthsbewegungen jeder Art ausgestanden, wirklich soviel Energie haben mit allen Kräften zu arbeiten, um auf der Höhe der Wissenschaft zu bleiben? Es giebt freilich Männer, die diesen Anforderungen nachkommen, wie Professor Walter und Dr. Schwartz in Riga. Ist's aber nicht schon ein schlimmes Zeichen, daß mir unter den hundert Ärzten, deren Leistungen ich beurteilen kann, nur diese zwei Namen einfallen? Ich gehöre nicht zu den Menschen, die zu bescheiden von sich denken, aber so unbescheiden bin ich auch nicht, daß ich mich für eine seltene Ausnahme halte. Wie verzweifelt würde ich sein, wenn sich mir eines Tages mitten in den Segnungen reicher Praxis und unter der Bewunderung zahlreicher Klienten die Überzeugung immer mehr aufdrängte: du bist in deiner Wissenschaft zurückgeblieben! Als Professor hab' ich die Zeit, und ist es eben mein Beruf, auf der Höhe menschlicher Wissenschaft zu bleiben. Der ausübende Arzt aber muß sich über zu viel verbreiten; es ist unmöglich, bei den unaufhaltsamen und rapiden Fortschritten der Medizin auf allen Gebieten stark beschlagen zu sein. Daher das Auftauchen der Specialisten jetzt in den großen Städten des Auslandes. Hier ist man darin noch zurück; man verlangt, daß der Arzt Geburtshelfer, Augenarzt, Chirurg, Therapeut ist. Es ist wahr:

Wer etwas Treffliches leisten will,
Hätt' gern was Großes geboren,
Der sammle still und unerschlafft
In einem Punkte die höchste Kraft.

Soll ich den Namen Bergmann ins Buch der Geschichte unserer Wissenschaft schreiben, dann muß ich die Gaben, die Gott mir geschenkt, konzentrieren, nur so werde ich Bedeutendes leisten können. Mit dem Entschluß Chirurg zu werden, lasse ich die anderen Disziplinen fallen; sie werden mir hinfort nur noch dienen, soweit sie Dienerinnen meiner Hauptwissenschaft sind. Mit solchem Ziel vor Augen fühle ich die Kraft, zu arbeiten, und die Lust dazu. Ich bin auch ganz zufrieden damit, daß ich noch Zeit habe, mich hier in den Fundamentalwissenschaften auszubilden, ehe ich hinauskomme ...

Julius Cohnheim

Geboren den 20. Juli 1839 zu Demmin in Pommern, kam er 1861 nach Berlin, wo er unter Virchow arbeitete bis zu seiner Berufung nach Kiel im Jahr 1868. Außer Virchow führte ein langer, zuzeiten fast täglicher Verkehr mit Ludwig Traube ihn so sehr in dessen Denkweise ein — und diese schien Cohnheim so fruchtbar zur Aufklärung der krankhaften Prozesse, die ihn besonders interessierten, daß man außer Virchow Traube als denjenigen bezeichnen muß, der für die Arbeiten Cohnheims am einflußreichsten gewesen ist. Dies hat Cohnheim selber wiederholt in Widmungen und bei anderen Gelegenheiten anerkannt, so auch in dem unten abgedruckten

Briefe an Traubes Tochter nach dessen Tode, den er nur den Kliniker zu nennen pflegte. Die Summe seiner pathologischen Lehren hat C. in seinen Vorlesungen über allgemeine Pathologie zusammengefaßt; seine gesammelten Abhandlungen hat E. Wagner (Berlin 1885) in einem stattlichen Bande herausgegeben, der kurz nach seinem Tode (15. August 1884) erschien.

An Traubes Tochter:

Breslau, 25. 6. 76.
Alexanderstraße 2.

Liebe verehrte Freundin!

Ich habe das Herz nicht gehabt, Ihnen in den ersten Tagen, nachdem Sie so grenzenloses Leid erfahren, mich zu nahen, wenigstens nicht mit einem Briefe, der ja so ganz und garnicht den Empfindungen Ausdruck zu geben vermag, die mich beseelen. Wie war ich, und täusche ich mich nicht, wie waren auch Sie noch hoffnungsvoll, als ich bei Ihnen, gleich nach der letzten größeren Consultation, mit Rühle und Kronecker zu Gaste war! Und so kurze Zeit, nur zwei Tage darauf hat das grausamste Schicksal Allen, Allen ein jähes Ende bereitet. Freilich, die letzten Male, als ich den herrlichen Mann so verfallen, so schwer leidend sah, da war auch mein Muth gesunken und kaum habe ich noch ein Wort der Hoffnung über die Lippen bringen können, als ich von Ihrer Schwester am Freitag Abschied nahm. Für ihn ist es ja eine wahre Erlösung gewesen; aber immer wieder fragt sich der grübelnde Verstand, was für ein Sinn darin liege, daß ein solcher Mann so früh, den Seinen, uns, seinen Freunden, ja der ganzen Welt entrissen worden. Solche Eltern zu haben, eine solche Mutter an eines Traube's Seite — und nun so früh verwaist, verlassen! Und Sie, theure Frau, Sie haben den besten Gatten, der Ihnen mit starker Hand über die schmerzvolle Zeit hinweghilft, Sie haben die reizenden Kinder, deren süßes Spiel und holdes Lachen ihnen immer ein Trost und eine Erquickung ist, aber Ihre Schwester, Ihr

Bruder — wer konnte ihrer gedenken ohne die Empfindung, daß ihnen in ihren jungen Jahren das Schwerste auferlegt worden, was Menschen erfahren können.

Wie könnte ich es wagen, neben solchem Schmerz meinem eigenen Verluste auch nur Worte zu leihen! Und ich brauche es zu Ihnen auch nicht zu sagen, wie viel ich in Ihrem Vater verloren habe, Sie, die Sie mich und meinen Entwicklungsweg ja so lange kennen, Sie wissen es, daß es mein größter Stolz gewesen ist und immerdar sein wird, zu den intimen Schülern Ihres Vaters zu gehören. Wie viel ich ihm verdanke, das habe ich mit jedem Jahre mehr empfunden, seit ich selbständig arbeitete, und bei Allem, was ich gemacht und geschrieben, ist bewußt oder unbewußt der Gedanke in meiner Seele gewesen? wie wird Traube das aufnehmen? So ist es noch die reinste Freude für mich gewesen, daß ich noch an einem der letzten Lebenstage meines über Alles verehrten Meisters ihm habe von dem berichten können, was ich in der letzten Zeit gearbeitet, und daß ich aus seinem Munde freundliche und zustimmende Äußerungen empfing. War er doch an diesem Dienstag noch ganz so voll anregender und kritischer Gedanken, theilnehmend, prüfend, ermunternd, so völlig im Besitz seines unvergleichlichen Wissens, so bereit davon mitzutheilen — wie nur je, in seinen besten kräftigsten Tagen. Und das zu einer Zeit, wo das schwerste Kranksein seinen Organismus schon auf das Tiefste zerrüttet hatte. Aber das hört zu den Eigenthümlichkeiten dieses einzigen Geistes. Virchow hat vor längerer Zeit einmal von Ihrem Vater mit so gutem Recht gesagt, daß er als ein ganzer, fertiger Mann in die Arena wissenschaftlichen Kampfes getreten sei von Anfang an. Ich meine, man darf ihm mit ganz dem gleichen Recht nachrühmen, daß er bis zuletzt der ganze Mann geblieben. Schwerste Krankheit, vorzeitiges Alter, tiefster Herzenskummer, nichts hat diesem Genius Etwas anhaben können; er ist der Erste geblieben, wie er der Erste gewesen Jahrzehnte hindurch, und wenn sein Platz auch äußerlich wird ausgefüllt werden, uns Allen wird fortan der geistige Führer, das Haupt fehlen, unter dessen Leitung wir uns in so sicherem Fortschritt wußten.

Grüßen Sie mir Ihren lieben Mann recht sehr, ich schreibe ihm nächstens noch selber, auch Ihren Geschwistern wollen Sie versichern, wie innig mein Antheil an Ihrem unermeßlichen Leid ist.

In treuer Anhänglichkeit Ihr

J. Cohnheim.

Robert Koch

Geboren den 11. Dezember 1841 in Clausthal im Harz, gestorben den 27. Mai 1901 zu Baden-Baden. — Er studierte in Göttingen, wo Henle u. a. sein Lehrer war, dann in Berlin. Von 1872—80 war er Kreisphysikus in Wollstein. Der Botaniker F. Cohn erkannte „in der ersten Stunde in ihm den unerreichten Meister wissenschaftlicher Forschung" (Deutsche Revue. 1891, I., S. 301.). 1880 wurde Koch ins Reichsgesundheitsamt nach Berlin berufen, 1883 leitete er die deutsche Choleraexpedition nach Ägypten und Indien. 1885 wurde Koch Professor und Direktor des Hygienischen Institutes für Infektionskrankheiten in Berlin. — Seine Lebensarbeit steckt in den von Jul. Schwalbe herausgegebenen gesammelten Werken (1912); sein Leben beschrieb in einer Studie K. Wezel (1912). — Aus den Privatbriefen Kochs (vgl. Rob. Biewend, Deutsche Revue 1891, I., S. 179—186; 296—318. II., 87—100: 219—231, und E. Pfuhl, Deutsche med. Wochenschrift 1911, Nr. 30—33) mag hier nur einer aus der Wollsteiner Zeit an seine 8jährige Tochter wiedergegeben sein, der seine innige Vaterliebe zeigt.

Der erste Brief leitet Robert Kochs Beziehungen zu Ferdinand Cohn ein:

An Ferd. Cohn:

Wollstein (Prov. Posen), d. 22. April 1876

Hochgeehrter Herr Professor!

Durch Ihre in den Beiträgen zur Biologie der Pflanzen[1]) veröffentlichten Arbeiten über Bacterien

---

[1]) Ferd. Cohn, Bd. 1 (Breslau 1870).

angeregt, habe ich, da ich mehrfach das nöthige Material bekommen konnte, mich längere Zeit mit der Untersuchung des Milzbrandcontagiums beschäftigt. Nach vielen vergeblichen Versuchen ist es mir endlich gelungen, den Entwickelungsgang des Bacillus anthracis vollständig aufzufinden. Durch vielfache Versuchsreihen glaube ich dem Resultat meiner Untersuchungen eine genügende Sicherheit gegeben zu haben. Bevor ich jedoch damit an die Öffentlichkeit trete, würde ich Sie, hochgeehrter Herr Professor, als den besten Kenner der Bacterien, ganz ergebenst bitten, Ihr Urtheil über den Befund abgeben zu wollen. Leider vermag ich nicht durch Vorlegung von Präparaten, welche die einzelnen Entwickelungsstufen enthalten, den Beweis zu führen, da es nicht gelingen wollte, die Bacterien in entsprechenden Flüssigkeiten zu conserviren. Ich würde Sie

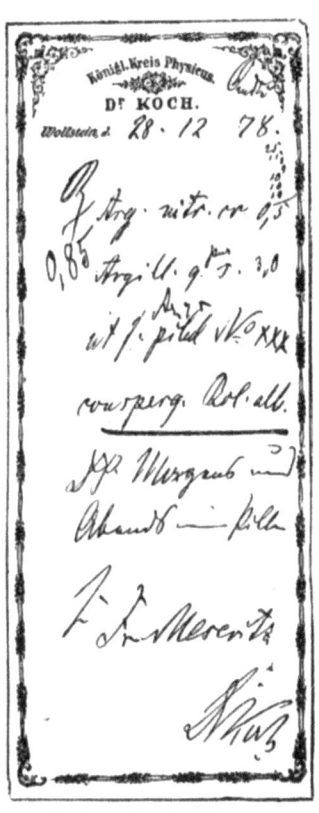

Robert Koch: Rezept.

daher ganz ergebenst bitten, mir gestatten zu wollen daß ich Ihnen vielleicht im pflanzenphysiologischen Institut während einiger Tage die nothwendigen Experimente zeigte. Wenn Sie, hochgeehrter Herr Professor, geneigt sind, diese ergebenste Bitte zu erfüllen,

dann bestimmen Sie gefälligst die Zeit, wann ich nach Breslau kommen soll.
Mit vorzüglicher Hochachtung ergebenst
R. Koch
Kreisphysikus.

An seine Tochter:
Liebes Trudchen!

Es war für mich eine große Freude, als Mama mir schrieb, daß Du bis jetzt artig gewesen bist und daß sie mit Dir zufrieden ist; hoffentlich wird es auch ferner so bleiben. Zu Deinem Geburtstage wünsche ich Dir recht viel Glück. Du wirst nun schon acht Jahre alt und mußt von jetzt ab ein recht verständiges Mädel werden, in der Schule tüchtig was lernen, der Mutter in der Küche helfen, Blumen warten, die Thiere füttern und mir beim Mikroskopieren helfen die Gläser putzen und Algen sammeln. Das alles wirst Du schon besorgen müssen, und jedes folgende Jahr wirst Du uns noch mehr Arbeit abnehmen. Zuletzt können Papa und Mama den ganzen Tag im Lehnstuhl sitzen, und unser liebes Trudelchen wird für uns kochen und mikroskopieren und Rezepte schreiben. Ach, das wird einmal eine schöne Zeit werden. Aber nun bleib auch nicht mehr zu lange fort. Die Tiere suchen jeden Tag in allen Ecken und Julka (das Dienstmädchen) seufzt immer, und ich denke manchesmal, wenn die Türe leise aufgeht, jetzt kommt mein Mädel, und wenn ich hinsehe, ist es ein fremder Mensch. Also komme nur bald wieder zu Deinem
lieben Papa,

Paul Ehrlich

Geboren den 14. März 1854 in Strehlen (Schlesien), gestorben den 20. Aug. 1915 in Homburg v. d. Höhe. — Man hat die erste Periode von Ehrlichs wissenschaftlichen Wirken als die Epoche der farbenanalytischen Studien bezeichnet. In seinem Buch ,,Das Sauerstoffbedürfnis des Organismus" (1885) hat Ehrlich eine neuartige Auffassung über Konstitution und Eigenschaften des Protoplasmas entwickelt und darin den Grundstein zu seiner ,,Seitenkettentheorie" gelegt. Wie Paracelsus annahm, daß die Arzneimittel ,,Spiculae" (Widerhaken) haben müßten, mit deren Hilfe sie sich in bestimmten Organen festsetzten, so sah Ehrlich in diesen ,,Spiculae" bestimmte chemische Gruppierungen, die eine große Verwandtschaft zu bestimmten Gruppierungen besitzen, die in der Bakterienzelle sitzen und die gewissermaßen als Angelhaken dienen. Im modernen Sinne bezeichnete Ehrlich das Spiculum als Haftgruppe (haptophore Gruppe) und den Angelapparat der Bakterienzelle als Empfänger oder Chemoceptor. Daher der Ehrlichs Gesamtarbeit beherrschende Gedanke: ,,corpora agunt nisi fixata"[1].

An Prof. Chr. A. Herter (New York):

Frankfurt a. M., den 21. Juli 1905.

Lieber Freund!

... Am erfreulichsten war mir..., daß ich einmal wieder Ihre Handschrift sehen konnte! Es fiel mir so, schwer aufs Herz, daß ich Ihnen so lange nicht ausführlich geschrieben hatte, trotzdem ich so oft an Sie und Ihre ganze Familie denke, und an die schönen Stunden, die wir zusammen verbracht haben. Aber wie so häufig, ist das Beste der Feind des Guten, und ich hatte nun einmal die fixe Idee, Ihnen ganz ausführlich zu schreiben; dazu habe ich aber in dem Trubel der letzten Wochen gar keine Gelegenheit gehabt. Ich war die halbe Zeit unterwegs: bald in Berlin zur Konferenz, bald in Göttingen zur Vorlesung, dann zu Besuch bei Jannchen, die sich außerordentlich glücklich fühlt und eine reizende Hausfrau ist, — dann

---

[1] Die Darstellung von Ehrlichs wissenschaftlichem Wirken ist niedergelegt in der Festschrift zum 60. Geburtstage. (Jena 1914) und in der zu dem gleichen Anlaß erschienenen Festnummer in ,,Die Naturwissenschaften" 1914, Heft 11.

kam noch das neue Institut mit allem was drum und dran hängt hinzu; da blieb denn Vieles, und selbst das Wichtigste liegen. Am deutlichsten tritt das in meinem Arbeitszimmer zu Tage, das so wüst ist: der Boden, Tische und Stühle mit Büchern und Schriften bedeckt, so daß garnichts mehr zu finden ist! An Platz zum Arbeiten ist überhaupt nicht mehr zu denken! Ich glaube, daß Ihre liebe Frau Gemahlin, die sonst für mich ja immer eine verständnißvolle Entschuldigung hatte, diesmal den Kopf schütteln würde... Nun habe ich aber von mir schon zuviel gesprochen. —

... Ihre so herzliche und wirklich freundschaftliche Art und Weise, in der Sie mir sagten, daß Sie einmal biographisch etwas über mich schreiben würden, hat mich tief gerührt. Ich bin allerdings sehr im Zweifel, ob meine wissenschaftlichen Verdienste für eine solche Auszeichnung groß genug sind und würde ohne Ihre Initiative nie auf eine solche Idee verfallen sein. Aber andererseits habe ich mir überlegt, daß ich doch in der langen und vielfach sehr schwierigen Carriere allmählig praktischer geworden bin und gewisse Prinzipien, die zu erfolgreicher Arbeit führen, klarer erkannt habe als die Mehrzahl der anderen. Ich habe gleich in der ersten Freude über Ihren Brief ab und zu, wenn ich einen freien Augenblick hatte, Fräulein M. Blöcke über einzelne Punkte notieren lassen, die meine Anschauungen über Leben und Wissenschaft klarlegen. In den Ferien denk ich diese Dinger etwas auszuarbeiten und Ihnen dann zu senden. Dieselben sind natürlich für eine Publikation viel zu persönlich und auch zu ausführlich, aber ich denke, daß diese Erinnerungen Sie und Ihre liebe Frau persönlich interessieren werden und daß Sie daraus eine Gesamtanschauung, wie ich mir das Leben denke, gewinnen werden.

Die Pläne des neuen Instituts sind jetzt so ziemlich fertig und hoffe ich, daß in ein paar Wochen der Bau

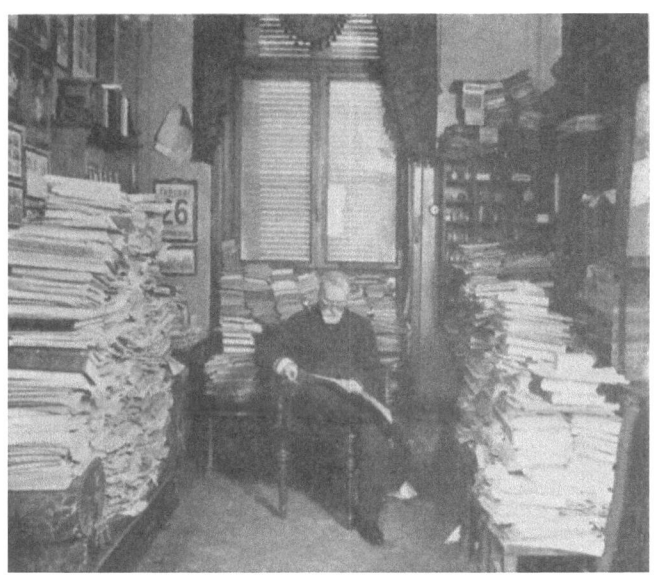

Paul Ehrlich.

wird beginnen können. Ich bin zunächst damit beschäftigt, mir einen angenehmen, tüchtigen und hervorragenden Chemiker, der die chemische Abteilung leiten soll, zu suchen...

Die Trypanosomentherapie kommt, mit Unterstützung von Dr. Weinberg, ohne großes Aufheben so langsam weiter. Es ist sehr schwer, einen unschädlichen und dabei voll wirksamen Stoff zu finden, aber kommen doch allmählig ein klein wenig voran, sodaß wir die Hoffnung nicht sinken lassen. Auch im Carcinomgebiet weht jetzt eine leichte Brise — Sie werden das als Besitzer einer neuen Rennyacht zu würdigen wissen! — die die Segel, die so lange schlaff lagen, ein wenig anfüllt...

Ihr treu ergebener Freund
P. Ehrlich.

An Prof. Biltz (Clausthal):

Frankfurt a. M., den 29. Juli 05.
Hochgeehrter Herr Kollege!

Ich danke Ihnen sehr für Ihren freundlichen Brief und werde mich freuen, wenn Sie die Gelegenheit Ihres Göttinger Besuches benutzen und mich hier in Frankfurt aufsuchen wollen. Ich darf Sie wohl bitten, mir einen oder zwei Tage vorher Ihre Ankunft avisieren zu wollen, damit ich mich möglichst für Ihren Besuch freimachen kann.

Leider habe ich Ihre Arbeit nicht zur Hand und kann daher nur im allgemeinen auf die Differenzen, die zwischen unseren Anschauungen bestehen, eingehen. Zunächst möchte ich hervorheben, daß ich, wie ich auch Herrn Professor Schwarzschild gesagt habe, selbstverständlich weder die Richtigkeit der von Ihnen mitgeteilten analytischen Daten, noch die hieraus berechneten Kurven bezweifle. Meine Einwendung bezieht sich nur darauf, ob man aus dieser Kurve einen Rückschluß ziehen kann, daß es sich hier um Verhältnisse der Adsorption handeln müsse. Wir scheint eine derartige Kurve einem großen Naturgesetz zu entsprechen, dem ganz verschiedene Ursachen zu Grunde liegen können. Ich muß auf Grund der Specifität annehmen, daß es ganz bestimmte chemische Gruppen sind, die bei der Einwirkung von Toxin und Antitoxin mit einander reagieren und die, — um den Vergleich von Fischer zu gebrauchen, — aufeinander eingestellt sind wie Schloß und Schlüssel. Die Absorptionsvorgänge sind meiner Ansicht dadurch gekennzeichnet, daß sie sich auf eine sehr große Reihe ganz verschiedener Körper erstrecken. So ist die Knochenkohle, die ja das Maximum der Adsorptionskraft zeigt, ja eigentlich imstande, jede mögliche Verunreinigung zu adsorbieren. Bei der Färbung treffen wir die gleiche Pluralität. Es gibt Hunderte von Farbstoffen der verschiedensten Konstitution, die eine bestimmte Faserart anfärben und ich zweifle nicht, daß auch eine Schar ungefärbter Körper existiert, die in gleicher Weise von der Faser angezogen werden. Nun bitte ich Sie, diesen diffusen Charakter der Adsorption in Vergleich zu ziehen mit der einzig dastehenden Singularität des Toxins-Antitoxins. Wenn man sich vorstellen würde, daß es möglich wäre, das Diphtherietoxin in Faserform darzustellen, so würden Sie sich überzeugen, daß es von allen möglichen Antitoxinen ausschließlich das Diphtherie-Antitoxin in specifischer Weise verankert wird; kein einziges anderes der garnicht absehbaren Reihe von anderen Antitoxinen. Dasselbe gilt für jedes andere Toxin. Wenn Sie also einerseits diese absolut strenge Specifität ins Auge fassen und zweitens ins Auge fassen, daß diese beiden Körper in genetischer Beziehung stehen, indem das specifische Antitoxin nur durch das Toxin erzeugt wird, so wird man nach meiner

193

Ansicht geradezu eisern dazu gedrängt, hier Bindung specifischer Art anzunehmen.

Meine Seitenkettentheorie, die ja jetzt wohl allgemein angenommen ist, erklärt auch diesen Zusammenhang nach der chemischen Seite in der einfachsten Weise durch die Präformierung derartiger Gruppen und ich hoffe, mündlich auf wichtige Einzelheiten dieses Gebietes Sie aufmerksam machen zu können.

Natürlich leugne ich nicht, daß die Antitoxine und die Toxine als solche (als Substanzen, die den Eiweißstoffen, Peptonen etc. nahe stehen) die allgemeinen Eigenschaften dieser Körper wiederspiegeln, indem sie von den gleichen Gruppen — Reagentien gefällt werden; aber ich leugne, daß für die biologische Bedeutung dieser Substanzen diese allgemeinen Eigenschaften von ausschlaggebender Bedeutung sind. Die Wirkung hängt ausschließlich von specifischen Gruppen ab. Ich kann Ihnen z. B. hunderte von Azofarbstoffen nennen, die auf Grund ihrer allgemeinen und färberischen Eigenschaften die größte Übereinstimmung miteinander aufweisen können. Nehme ich nun an, daß einer dieser Farbstoffe noch eine Aldehydgruppe enthält, so wird es ein leichtes sein, mit Hilfe der geeigneten Aldehydreagentien nur in der Lösung dieses einen Farbstoffes eine specifische Reaktion, Fällung oder Farbänderung hervorzurufen, die keinem der anderen Farbstoffe zukommt. In diesem Falle ist also die Aldehydgruppe eine specifische Gruppe, die specifisch-chemische Reaktion auslöst.

Nun werden Sie wohl fragen, wie ich es denn für möglich halte, eine solche Kurve der Adsorption, wie Sie sie beschrieben haben, auch vom rein chemischen Standpunkte aus zu erklären. Es ist vielleicht unbescheiden, wenn ich mir gestatte, Ihnen als Fachmann gegenüber eine Anschauung zu entwickeln, in welcher Weise ich mir eine solche Möglichkeit denke. Ich habe diese Anschauungen auch früher hervorragenden Chemikern vorgetragen, die mir dieselben im Princip zu billigen schienen. Es ist ganz klar, daß das lebende Protoplasma ein Riesenmolekül darstellen muß, in dem dieselbe Gruppierung, z. B. die Amidogruppe, ungezählte Male vorkommen kann. Nun könnte man ja annehmen, daß die Avidität dieser Gruppe gegenüber einem bestimmten Agens, z. B. von Säuren oder von Formaldehyd, genau die gleiche sein könnte, aber eine solche Annahme ist a priori nicht notwendig, ja sogar sehr unwahrscheinlich. Wenn wir also annehmen, daß die einzelnen reagierenden Reste verschiedene Avidität gegenüber einem bestimmten Agens besitzen, — und ich habe eine solche Anschauung schon vor mehr als 14 Jahren in meinem Buche über das Sauerstoffbedürfniß des Organismus[1]) entwickelt, — wenn wir weiter annehmen, daß ein Teil von diesen Gruppen maximale Verwandschaft hat, z. B. wie Kali zur Salzsäure, — ein anderer Teil eine mittlere und ein dritter Teil eine ganz minimale, so kommen wir nach meiner Ansicht zu einer Möglichkeit, bei der Absättigung Kurven von dem die von Ihnen beschriebenen Charakter zu erhalten.

Nehmen wir z. B. eine hundertbasische Säure an, in welcher die ersten Säurereste eine maximale Avidität haben, die allmählich stufenweise abfällt, so daß die Avidität der letzten Säuregruppe fast Null ist, so werden bei partieller Absättigung einer solchen Säure die ersten Anteile der Basis, die den Maximal-Säuregruppen entsprechen, maximal gebunden sein. Es wird also der Zusatz der ersten Äquivalente keine freie Base in der Flüssigkeit vorhanden sein; je mehr Basen-Äquivalente Sie aber zusetzen, desto schwächere Säurereste kommen zur Absättigung. Es wird daher entsprechend

---

[1]) Erschien bereits 1885.

der hierdurch bedingten Zunahme der hydrolytischen Funktion, immer mehr freies Kali in der Flüssigkeit sich anhäufen, und die zuletzt zugefügte hunderste Äquivalenz wohl unter den obigen Voraussetzungen so gut wie ungebunden bleiben.

Wenn Sie nun eine Kurve entwerfen, die den Gehalt an freiem Alkali bei der sucessiven Absättigung darstellt, so vermute ich, daß ähnliche Kurven, wie die von Ihnen gegebenen, auftreten können. Maßgebend für die Art der Kurve ist natürlich der successive Abfall der Avidität der verschiedenen Gruppen, d. h. ob dieselben gleichmäßig abfallen.

Nach meiner Ansicht wäre es von größtem Interesse, wenn ein hervorragender physikalischer Chemiker dieses schwierige Problem an einem der experimentellen Forschung gut zugänglichen Modellversuch zur Entscheidung bringen wollte.

Mit besten Empfehlungen und in vorzüglicher Hochachtung bin ich

Ihr sehr ergebener
P. Ehrlich.

Nachwort.

Überblicke ich die in diesem Bande enthaltenen Briefe von Ärzten, deren Sammlung mich seit Jahren gelegentlich beschäftigt hat, so muß ich gestehen, daß die Schwierigkeit trotz der übergroßen Menge des vorliegenden Materiales besonders darin liegt, sich Beschränkung aufzuerlegen. Anderseits bestehen wieder erhebliche Schwierigkeiten, wenn es sich darum handelt, eine fortlaufende Reihe von Briefen eines betreffenden Arztes zusammenzubringen.

Wie ich in der Einleitung betont habe, kamen für mich nur wirklich inhaltsreiche, persönlich wie sachlich lehrreiche Briefe in Betracht.

Daher musste ich leider oft die betrübende Erfahrung machen, daß selbst sog. große Autographensammlungen häufig versagen. Schon 1838 spricht Dorow in Berlin von der Modekrankheit, ,,Zettelchen, Mittagseinladungen u. dgl. von der Hand berühmter Personen zusammenzubringen". Derselbe Dorow war damals schon darauf aus, eine Handschriftprobe von Dupuytren († 1835) zu erhalten und fügte hinzu: ,,er war ein Feind alles Schreibens"; deshalb rechnete Dorow die mitgeteilten Zeilen zu den großen Seltenheiten.

Auch für Bichat, Bright, Oppolzer usw. bestehen offenbar dieselben Schwierigkeiten wie bei Dupuytren. Es soll damit nicht gesagt sein, daß es sich wirklich etwa um Seltenheiten handelte.

Der Fehler liegt darin, das wir zwar genügend viele und reichhaltige Autographensammlungen auf öffentlichen Bibliotheken und in Privatsammlungen besitzen, daß es aber vor allen an einer Möglichkeit fehlt, das vorliegende Material in irgend einer Weise zu überblicken. Höchst wünschenswert wäre ein Generalregister der an zahllosen Einzelstellen veröffentlichten oder deponierten Briefe, wie es R. M. Meyer und J. Minor für die literargeschichtliche Forschung ausgesprochen haben. (R. M. Meyer, Grundriß, Berlin 1907 und Minor, Zentralanstalten für die literargeschichtlichen Hilfsarbeiten, Euphorion Bd. 1, 17.)

Eine derartige Sammelstelle könnte z. B. im Leipziger Institut für Geschichte der Medizin ihren Platz haben.

Falls die Besitzer von einzelnen derartigen wichtigen Dokumenten sich nicht trennen wollen, so könnten dieselben wenigstens — leihweise auf Widerruf — dorthin gegeben oder nach einer festzusetzenden Sperrzeit — nach dem Tode des Briefschreibers und des Empfängers — der Sammlung einverleibt werden. Außerdem besteht dort die Einrichtung, wertvolle Schriftstücke in Weiß-Schwarz-Photographie zu kopieren, so daß sie in dem dortigen Brief-Archiv zu einer eventuellen späteren Bearbeitung verwahrt bleiben können.

Auf diese Weise bestände die Möglichkeit, dort im Laufe der Jahre ein Archiv für Ärztebriefe mit einem dazugehörigen Gesamtregister auszuarbeiten[1]).

„Schriftdenkmale der Art" bilden nach Dorow „das Material zur geheimsten, aber wahrsten Geschichte der Zeit" — aber auch der Persönlichkeit selbst:

> Briefe leben, atmen warm und sagen
> Mutig, was das arme Herz gebeut,
> Was die Lippen nicht zu stammeln wagen,
> Das gestehn sie ohne Schüchternheit.

In diesem Sinne hatte Lavater nicht unrecht zu sagen: „Wer einen Brief einmal abgesendet, der hat an die Welt geschrieben."

Leipzig, den 22. Oktober 1919.

Erich Ebstein.

---

[1]) Es ist vielleicht noch nicht genügend bekannt, daß dort seit langer Zeit daran gearbeitet wird, Briefe von Ärzten und Naturforschern zu sammeln in Verbindung mit dem im gleichen Institut befindlichen Archiv deutscher Naturforscher und Ärzte. Hinterlassene Briefe bilden ja vielfach geradezu eine sorgenvolle Last für die Überlebenden. Die Hingabe des ganzen brieflichen Nachlasses an das Leipziger Historische Institut würde vielfach geradezu als Erlösung empfunden werden, jedenfalls als eine in jeder Beziehung befriedigende Lösung einer sorglichen Angelegenheit.

Quellennachweis der Briefe.

Paracelsus: zuerst bei Sudhoff, Paracelsusforschungen II, 103—104, dann bei F. Strunz, Paracelsus, Leipzig 1903 auf Tafel IV faksimiliert, und S. 117f.

Vesal: Nach M. Roth, Andreas Vesalius Bruxellensis, Berlin 1892, S. 420f.

Morgagni: In deutscher Übersetzung bei Placzek, Aus meiner medizinischen Autographenmappe. Medizinische Klinik, 1915 u. 1916. (Sonderabdruck S. 8.)

Baglivi: Zuerst bei M. Salomon, Baglivi. Berlin 1889, S. 97ff., 101f., 112f., 120f., 122f.

Colombo: Vgl. Karl Frey, Deutsche militärärztl. Zeitschrift 1912, S. 26—32.

Harvey: Der erste Brief bei S. Weir Mitchell, ... Lettres of W. Harvey, Philadelphia 1912, S. 23f; der zweite bei D'Arcy Power, Harvey, London 1897, S. 164f.

Malpighi: Die Übersetzung des — hier gekürzten — Briefes (in Festschrift Lazarus, Berlin 1899) stammt von Julius Katz.

van Swieten: Zuerst in Baldinger's Neuem Magazin für Ärzte. Bd. 2 (1780), S. 47—51.

Linné: Zuerst in Wiener med. Wochenschrift 1853, S. 572—574.

Haller: Der Brief zuerst bei F. Vetter, Der junge Haller. Bern 1909, S. 85f.

Auenbrugger: Die ersten beiden Briefe bei Neuburger, Wiener klin. Wochenschr. 1909, S. 699—709, der letzte bei E. Ebstein, Sudhoffs Mitteilungen VII (1908) S. 338.

Zimmermann: H. Funck, in Studien zur vergl. Literaturgeschichte, Bd. 1 (1901), S. 368f. u. A. Rengger, Zimmermanns Briefe an einige seiner Freunde in der Schweiz. Aarau 1830, S. 141f. u. 346ff.

Frank: In Jos. Albr. von Ittners Schriften, hg. von H. Schreiber. Bd. 4, S. 49—51, Freiburg i. Br. 1829. (Vorhanden auf der Staatsbibliothek in Berlin.)

Herz: In Kants Briefwechsel Bd. 1 (1900), S. 402ff. u. 408f.

Jenner: Der Brief zuerst abgedruckt und faksimiliert in The Lancet vom 27. Juni 1896, S. 1773. Der Brief an Parry (1776) in dessen Unters. d. Symptome u. Ursachen der Syncope anginosa, gewöhnlich Angina pectoris genannt ... Breslau 1801 S. 3—5; das Original erschien London 1799. Die beiden Stücke aus den Jahren 1806/7 an Willan und eine Ansprache sind entnommen: Robert Willan, Über die Kuhpockenimpfung, Göttingen 1808, S. 77f. und 134. (Das Original: On vaccine-Inoculation. London 1807 war mir nicht zugänglich.)

Blumenbach: In Rud. Wagner, S. Th. von Sömmerings Leben usw., Bd. 1 (1844), S. 308 und 310.

Loder: Das bisher unbekannte Original liegt in der Landesbibliothek in Weimar; es wurde mir von Prof. Deetjen zur Verfügung gestellt, der die Ansicht aussprach, daß es dem Nachlaß von Paulus entstamme.

Corvisart: Zuerst bei Blanchard, Annales de la société d'histoire de la médecine. 1902, dann L. Héchemann, Corvisart et la percussion. Thèse de Paris. 1906, p. 47f,

Pinel: Zuerst bei Cabanis, Gazette des hôpitaux de Paris 1893, Nr. 9, S. 81.

Gall: Zuerst bei Neuburger, Arch. für Gesch. der Medizin Bd. 10 (1917), S. 12f und 66f.

Reil: An Autenrieth, in dessen Ansichten über Natur- u. Seelenleben 1836, S. 454f. Der an Oken zuerst bei A. Ecker, L. Oken. Stuttgart (Schweizerbart) 1880, S. 132f. Der an Rieke Reil fand sich in dem Leipziger Institut für Geschichte der Medizin (Geh. Rat Sudhoff).

Hufeland: Die Briefe an Kant in dessen Briefwechsel Bd. 3 (1902), S. 136f, 201f. und der an Goethe bei Bratanek Bd. 1 (1874), S. 220ff; der bisher unbekannte an Goethe vom 1. Juli 1805 stammt aus dessen Autographensammlung und befindet sich im Goethe- u. Schiller-Archiv in Weimar, wo ihn Herr Prof. Hecker freundlichst für mich kopiert hat. Der an einen Ungenannten ist zuerst faksimiliert in der „Woche", 1909, Nr. 23, S. 976.

Rudolphi: An H. Bethmann in: Dorow, Reminiszenzen, Leipzig 1842, S. 214—216; und: in R. Wagner, Sömmerings Leben u. Verkehr. Bd. 1 (Leipzig 1844), S. 312f u. 316f.

Bell: Zuerst in Journal of anatomy and physiology. Bd. 3 (1869), S. 148f. und 152.

Bretonneau: Zuerst bei P. Triaire, Bretonneau et ses correspondants. 2 Bde. Paris 1892 (enthält den Briefwechsel Trousseau's und Velpeau's mit Bretonneau). — (Staatsbibliothek in Berlin.) Bd. 1, S. 571.

Naegele: Ein Briefwechsel zwischen J. A. Stoltz u. F. C. Naegele. Straßburg 1909, S. 149f.

Laennec: Zuerst faksimiliert bei C. Gerhardt, Medizinische Woche 1900, Nr. 50, S. 511—514.

Beaumont: Zuerst bei J. G. Myer, St. Louis 1912, S. 172f.

Purkinje: Zuerst bei Bratanek (Bd. 2, 1874, S. 145f.).

Dieffenbach: Vgl. H. Fischer, D. med. Wochenschrift 1912, Nr. 46, S. 2179. Die Brieffragmente nach R. Rohlfs, Deutsches Archiv für Gesch. der Medizin, Bd. 6, 1883, S. 4599f. Der Brief an Dorow in: H. Meisner, Briefe an Johanna Motherby, Leipzig, Brockhaus 1893, S. 35.

Schönlein: Der Brief an die Eltern zuerst bei E. Ebstein (Juliheft 1912 der Süddeutschen Monatshefte, S. 496ff.), der an Seuffert in Besitz der Tochter Schönleins (nach Abschrift), Frau Geh. Rat. Seuffert, der an Jäck in R. Virchows Gedenkrede auf Schönlein (Berlin S. 1865), der an Johannes Müller zuerst in dessen Archiv 1839, der an J. Schulze befindet sich in Varnhagen von Enses Autographensammlung auf der Staatsbibliothek in Berlin (Berlin 1911, S. 734), von mir bereits teilweise an anderer Stelle abgedruckt. Der Brief an den Staatsminister entstammt den Akten der Kgl. Charité in Berlin; ich verdanke ihn Herrn Prof. Scheibe.

Wöhler: Der Brief an Herm. von Meyer zuerst bei Kahlbaum, Friedrich Wöhler. Leipzig (J. A. Barth) 1900, S. 22—24.

Joh. Müller: Der Brief an Donders zuerst bei Th. W. Engelmann, Gedenkschrift für Th. v. Leuthold. Bd. 2, Berlin 1906, S. 591f, der an Schauenburg (?) bei: E. Ebstein, Deutsche med. Wochenschrift 1915, Nr. 6. Die Briefe an Schönlein zuerst bei E. Ebstein, Arch. für die Gesch. der Naturwissenschaften, Bd. 6 (1913), S. 68—77.

Trousseau: Vgl. Triaire, Bretonneau a. a. O. Bd. 1 S. 550, 582f., Bd. 2 S. 279f., 357, 428.

Škoda: Zuerst faksimiliert in der Wiener klin. Wochenschrift 1905, S. 1315—1323.

Schwann: An du Bois-Reymond in dessen Reden (Bd. 1, 2. Aufl., Veit u. Co., Lpz. 1912, S. 286—290).

Mayer: Zuerst in W. Preyer, Über die Erhaltung der Energie. Berlin (Paetel) 1889, S. 70f. u. 96f; dann bei Weyrauch, Kleinere Schriften u. Briefe von R. Mayer, Stuttgart 1893 (Cotta), S. 173 ff.

Griesinger: Zuerst bei Preyer a. a. O. S. 42f. u. 78f.; dann bei Weyrauch a. a. O.

Traube: In E. Leydens Gedächtnisrede. Berlin 1877, S. 33.

Semmelweis: Zuerst bei F. Schürer von Waldheim, I. Ph. Semmelweis (Wien u. Leipzig, A. Hartleben) 1905, S. 271.

Pettenkofer: Die beiden an Liebig zuerst in Sudhoffs Mitteilungen Bd. 6 (1907), S. 500f.

Helmholtz: Der an seinen Onkel zuerst bei E. Ebstein (Janus, Juli 1906) und der an seinen Vater bei L. Koenigsberger, H. v. Helmholtz, 1911 (Fr. Vieweg), S. 66.

Virchow: Die an seinen Vater: in M. Rabl, Virchow, Briefe an seine Eltern, Lpz. 1906 (W. Engelmann), S. 92, 99, 114, 117f, 217, 225f; der an C. Vogt bei Placzek a. a. O. S. 31.

Esmarch: Die Stelle findet sich nicht in einem Briefe, sondern in einem Vortrage Esmarchs vom 27. Mai 1896 (vgl. Berl. klin. Wochenschrift 1896, Nr. 22, S. 481f.).

Bilharz: Die ungedruckten Briefstellen verdanke ich der großen Liebenswürdigkeit meines väterlichen Freundes, des Geh. Sanitätsrat Dr. Alfons Bilharz in Sigmaringen.

Lister: Der an Pasteur: in R. Vallery-Radot, La vie de Pasteur. 3. édit. Paris 1903. S. 344. Eine Abschrift des Originalbriefes von Lister wurde mir freundlichst von Herrn Geh. Med.-Rat Dr. H. Weckerling in Friedberg in Hessen zur Verfügung gestellt, wofür ich ihm auch an dieser Stelle meinen besten Dank sage. Den an Robert Volkmann gerichteten verdanke ich der Güte und Abschrift Herrn Prof. Hans von Volkmanns in Karlsruhe.

Graefe: Der an Helmholtz bei Koenigsberger a. a. O. S. 68.

Billroth: Die Briefe sind entnommen den Billroth-Briefen hg. von G. Fischer, 8. Aufl. 1910, Nr. 214, S. 247 und Nr. 220, S. 257—260. Die drei ungedruckten Briefe an Volkmann verdanke ich ebenfalls in Abschrift der Freundlichkeit Prof. Hans von Volkmanns.

Volkmann: An seine Gattin Anna, geb. von Schlechtendal, Tochter des Prof. der Botanik an der Universität in Halle. Seit dem 20. Mai 1858 mit ihr verheiratet. Die Briefe verdanke ich ebenfalls Herrn Prof. Hans von Volkmann.
Cohnheim: An Traubes Tochter, Frau Prof. Dr. Fraentzel, deren Liebenswürdigkeit ich den herrlichen Brief über Traubes Bedeutung und Persönlichkeit verdanke.
Koch: Der an Ferd. Cohn gerichtete Brief in seinen „Blätter der Erinnerung". Breslau 1901 (J. U. Kerns Verlag), S. 183f.; der an seine Tochter zuerst abgedruckt in der Deutschen med. Wochenschrift 1911, Nr. 30—33 (gleichzeitig in der D. Revue 1911).

Quellennachweis der Abbildungen.

Paracelsus: Nach Strunz a. a. O. — Harvey: Bild und Handschrift aus D'Arcy Power. — Linné: Aus W. Ebstein, Linné als Arzt (Janus 1903). — Haller: Schattenriß aus einer Privatsammlung (Versteigerung bei P. Graupe 28.—29. Oktober 1918). — Zimmermann: Aus derselben Quelle. — Jenner: Nach einer Photographie, die ich in der National-Porträt-Galerie in London gekauft habe. — Blumenbach: Zuerst Erich Ebstein: in Archiv für Geschichte der Naturwissenschaften und der Technik Bd. 4 (1912), S. 234—238. — Gall: Bei Neuburger a. a. O. — Hufeland: Bei O. Rigler, Leipzig 1910. — Bell: Vgl. E. Ebstein, Münch. med. Wochenschr. 1912, Nr. 7. — Laennec: Bild bei V. Cornil, Traité inédit... Paris 1884, Handschrift a. a. O. — Dieffenbach, Schönlein und Johannes Müller, in den Miniaturbildnissen (Verlag Hirschwald). — Das weitere Bild Müllers aus Graefe-Saemisch (Springer). — Das Rezept Dieffenbachs entstammt der Sammlung Varnhagen von Ense's (Staatsbibliothek in Berlin), das Graefes der Sammlung des Herrn Dr. Chamizer in Leipzig, das Billroths der Veröffentlichung von Placzek a.a.O.— Graefes Bild nach einer gleichzeitigen Photographie im Besitz meines Vaters. — Ehrlichs Bild in: Zeitschrift f. Immunitätsforschung. Originale. Bd. 26, Nr. 1, S. 7—10.

Register.

Ärztebriefe, Archiv 197; Ätherrausch 126.
Angina pectoris 44 f.
Antitoxin 192.
Augenspiegel 152, 168.
Auskultation 81, 145.

Bakterien 186.
Bamberg 79, 97.
Bell 76 ff., 127.
— dessen Bruder 76 ff.
— Lehrsatz 127.
Berlin 44 (Impfung, erste), 52, 65, 67, 89, 131, 146, 154 f., 168, 170, 178, 182, 189.
Bibliothek voll Hypothesen 142.
Bichat 196.
Blattern 32 f., 48 ff.; Inoculation 33, 48.

Charité (Berlin) 115 f., 155 ff.
Chloroform 80.
Cuvier, von 81 f.

Diagnostik, physikalische 126.
Diagnostischer Scharfblick 56.
Diphtherite 79, 124 f.
Dorow 94 f., 196, 198.
Dupuytren 196.

Elektrizität (Behandlung) 56.

Farbstoffe 192 ff.
Fernow 61.
Filaria medinensis 164.
Freiburg i. Br. 39, 65, 67 f, 79, 162.
Friedrich d. Große 30 ff., 35 ff.

Gall 51 ff., 55, **60 ff.**, 73.
Goethe VI f., 30, 50 ff., 55, 60, 62 f., 65, 71, 87 f., 145, 178.
Göttingen 34, 39, 50 f., 55, 108, 170, 178, 189, 191.

Greifswald 73, 89.
Griesinger 97, 132 f., 142 ff., 162.
Grimm, Wilhelm 65.
— Jacob, 65.
—s Märchen 170 f.

Halle 51 ff., 60, 65, 67, 172, 179.
Haller, Albrecht von, 21, **25 f.**, 27, 32, 123.
Harnsäure 108 ff.
Heidelberg 79, 178.
Heim, E. L., 74.
Helmholtz 111, 117, **152 ff.**, 168.
Henle 110, 178, 186.
Hufeland 54 f., 60 f., 65, **68 ff.**
Humboldt, A. von, 50, 143.
Hunter, J., 43, 45, 77.

Influenza 27, 29.

Kaffee 40.
Kant 40 f., 68, 70.
Königsberg 41, 89 ff., 152 f.
Kraft, Erhaltung der, 152.
Kuhpockenimpfung 44, 68.
Kußmaul 158 f.

Lavater 30, 34, 198.
Leander, Richard 170 f., 179.
Lebenserscheinungen, Erklärung d. 130, 145.
Liebig, v. 108, 131, 141, 144, 150.
London 76, 114, 165, 178 f., 181.

Magenfistel 84.
Michelangelo 7.
Motherby, Charlotte 90 ff., 94.
Müller, Johannes IX, 50, 73, 76, 101, **110 ff.**, 127, 128 ff.; Sohn 120.
München 150, 178.
— Pinakothek 152.

Napoleon 44, 56, 63.
Narkotica 147.
Narkotisierung 81, 126.
Nasenplastik 93.
Naturforscher 99.
Naturgeschichte 99.
Naturkunde 105.
Naturphilosoph 54, 65.
Naturphilosophie 130f., 138.
Naumann, M. E. A. 80.
Nervenreizung 153.

Oken 65, 67.

Paris 64, 81, 93, 114, 124f., 178.
Pasteur 152, 165.
Pathologie, experimentelle 146.
Petersburg 39, 73f.
Pflichterfüllung 175.
Philosophie u. Medizin 43.
Phipps, James 48.
Phlogosomanie 71.
Physiologie 131f., 134, 143, 177.
— allgemeine 144.
— des Blutes 136.
— deutsche 130.
— der Sinnesorgane 153.
— experimentelle 84.
Popularität 157.
Potsdam 31, 37f., 96, 152.
Protoplasma 194.

Reil 40, 52, 65ff.
Remak 110, 113.
Richtung, physikalische 130f., 143.
Rokitansky 126, 148, 156.
Rostock 89.
Rubens 152.
Rudolphi 50, 73ff., 110, 123.
— dessen Frau 74ff.
Rust 117f.

Sauerstoffbedürfnis 194.
Seitenkettentheorie 193.
Semmelweis 148f., 165, 167f.
Siebold, von 79f.
Simpson 80.
Sömmering, v. 50, 173.

Spiculae 189.
Schlangenexcremente 109f.
Schoenlein VI, IX, 89, 97ff., 111, 113, 117, 128, 142, 146, 179.
— Vater und Mutter 98ff.
Schröder-Devrient 80.
Schuh, Fr. 126.
Schule, medizinische 157.
— naturphilosophische 138.
Schulze, Joh. 102ff.
Schwann 87, 110, 127, 143.
Schwefeläther 80f., 126.
Spezialisten 183.
Staroperationen 91.
Stethoskop 81.
Stoffwechsel 133ff.
Straßburg 79, 178.

Technik, diagnostische 107.
Thielheim, Charlotte 90ff., 94.
Tissot 32.
Tracheotomie 125.
Traube 107, 146ff., 179, 183ff., 185.
Tübingen 132, 137, 145, 162, 178.
Typhus abdominalis 111f., 146f., 150.

Universitäten, deutsche 177.
Unterricht, klinischer 105.

Vaccination 44, 48f.
Virchow, Rudolf 4, 110, 117, 155ff., 164, 168, 183, 185.

Wärme u. Bewegung 141.
Wasserheilkunde 146.
Weckerling 165f., 168.
Weimar 52f., 61, 63, 68, 71.
Wieland 52, 61f.
Wien 39, 93f., 126, 168, 178.
Wirkung und Ursache 139.
Würzburg 97, 128, 178.
Wunderlich 142.

Zellen 130f.
Zellenbildung 130.
Zellenlehre 127.
Zimmermann, Joh. Georg 30f.
Zürich 97, 100ff., 117, 142, 180.

MIX
Papier aus verantwortungsvollen Quellen
Paper from responsible sources
FSC® C105338

If you have any concerns about our products,
you can contact us on
ProductSafety@springernature.com

In case Publisher is established outside the EU,
the EU authorized representative is:
**Springer Nature Customer Service Center GmbH
Europaplatz 3, 69115 Heidelberg, Germany**

Printed by Libri Plureos GmbH
in Hamburg, Germany